看護管理に活かす
コンピテンシー

成果につながる「**看護管理力**」の開発

編集／武村雪絵
著／東京大学医学部附属病院看護部
　　東京大学医科学研究所附属病院看護部

メヂカルフレンド社

● 編　集

武村雪絵　　　東京大学医学部附属病院　看護部長

● 執　筆（五十音順）

内田美保　　　聖徳大学看護学部看護学科　教授
小林康司　　　東京大学医科学研究所附属病院　前看護部長
小見山智恵子　国際医療福祉大学生涯学習センター　看護部門統括責任者
佐藤博子　　　福島県看護協会　会長
下左近寿美　　東京大学医学部附属病院　副看護部長
相馬光代　　　東京大学医学部附属病院　前副看護部長
武村雪絵　　　前掲
平井優美　　　東京大学医学部附属病院　元看護師長
松田美智代　　東京大学医学部附属病院　副看護部長
吉井栄子　　　東京大学医科学研究所附属病院　前看護部長

はじめに

　あなたの施設には、看護管理者の「職務」について書かれたもの、たとえば看護管理マニュアルや看護管理基準とよばれるようなものがあるだろうか。看護管理者には、行うべき様々な「職務」がある。勤務割振表を作成し、ベッドコントロールを行う。安全に業務が遂行されるよう監督し、インシデントがあればカンファレンスを開いて振り返る。病院や看護部の方針に従って自部署の目標を立て、係を割り振る。部下と面接し、看護実践能力を評価する。物品や備品を点検し、医薬品が正しく管理されているか確認する。そのほか、明文化されているものからされていないものまで、看護管理者には様々な「職務」が課せられている。

　しかしながら、これらの「職務」を一通り問題なく遂行するだけでは、残念ながら看護管理者として十分機能しているとはいえない。なぜなら、"どのように職務を遂行するか"によって、結果が大きく異なるからである。すなわち、看護管理者がどのような価値観をもち、どのように物事を捉え、どのような意図で、どのように企画し、どのように部下や関係者にはたらきかけ、どのようにチームを統率しながら「職務」を遂行するか――、これによってその部署の活気の度合いや部下の成長、提供するケアの質や内容といった、看護管理の「成果」が大きく左右されるのである。

　それにもかかわらず、"どのように職務を遂行するか"を学ぶ手段、伝える手段が整備されている施設は少ない。多くの看護管理者が、過去に出会ってきた看護管理者を思い起こし、その姿をモデルあるいは反面教師として試行錯誤しているのではないだろうか。また少なからぬ看護部門責任

者が、看護管理者の育成を重要課題と認識し、管理研修を組んだり、自分自身の経験をもとに助言を与えたりしながら、より効果的に看護管理者を育成する方法を日々模索しているのではないだろうか。

「コンピテンシー」という概念が近年、看護管理の分野で注目されているのは、看護管理者の育成手段として大きな期待が寄せられているためであろう。

本書で紹介する「コンピテンシー・モデル」は、平成19～20年度にかけて、東京大学の2つの附属病院(医学部附属病院および医科学研究所附属病院)の看護部が共同開発し、平成21年度から看護管理者の評価制度に導入した「コンピテンシー評価表(看護師長以上用、副看護師長・主任用の2種類)」を、導入後評価に基づき平成25年度に全面改訂したものである。

これまで日本において看護管理者向けに発表されたコンピテンシー・モデルは、スペンサー・スペンサー(Spencer, L.M. & Spencer, S.M.)が構築したコンピテンシー・ディクショナリー[1]をもとに開発されたものが多い[2][3]。一方、本書で紹介するコンピテンシー・モデルは、スペンサー・スペンサーがあげた要素に加え、ボヤチィス(Boyatzis, R.E.)がゴールマン(Goleman, D.)らと執筆した『EQリーダーシップ』[4]にあげられている管理者のコンピテンシーをはじめ、様々な文献を参照したうえで、看護管理の成果に結びつく要素を取捨選択し、さらに、看護管理者の評価や育成に用いやすいよう領域を再構築したものである。ちなみに、ボヤチィスもゴ

ールマンも、「コンピテンシー」を初めてビジネス界に応用したマクレランド(McClelland, D.C.)に師事していた人物である。ボヤチスは管理者のコンピテンシーを研究し、コンピテンシーの基礎概念を確立した[5]ことから、英語圏では「コンピテンシーの神様(Competency's God)」と称されている[6]。ゴールマンは、従来の知能テスト(IQ：intelligence quotient)に代わるものとして、「こころの知能指数EQ(emotional intelligence quotient)」[7]の概念を提唱し、日本でも紹介された。

　本書で紹介するコンピテンシー・モデルは、看護管理の現場で活かせること、看護管理者の評価や育成に効果的に用いられることを重視して開発し運用してきたものであり、看護管理者に適合するモデルとして多くの施設で役立つものと期待している。

2014年8月　武村雪絵

目　次
contents

第1章　コンピテンシー・モデルと看護管理 ＜武村雪絵＞ …… 1

Ⅰ　コンピテンシーとは …… 2
1. コンピテンシーとは何か …… 2
2. コンピテンシーが注目された背景 …… 3
3. コンピテンシーの活用 …… 4

Ⅱ　看護管理への応用 …… 4
1. 看護管理者を対象としたコンピテンシーの導入 …… 4
2. コンピテンシーと成果の関係 …… 5
3. 看護管理におけるコンピテンシーの活用 …… 6

第2章　看護師長に求められるコンピテンシー …… 7

第2章のはじめに ＜武村雪絵＞ …… 8

［領域1］個人の特性——管理者として備えるべき特性 ＜下左近寿美＞ …… 10
- A 信念の維持 ＜下左近寿美＞ …… 10
- B 正確な自己評価 ＜下左近寿美＞ …… 14
- C 感情の自己認識 ＜下左近寿美＞ …… 17
- D セルフ・コントロール ＜下左近寿美＞ …… 19
- E 内省力 ＜松田美智代＞ …… 22
- F 自己研鑽・学習力 ＜松田美智代＞ …… 26

［領域2］思考力——ビジョンを描く力 ＜小林康司＞ …… 30
- A 専門性の発揮 ＜相馬光代＞ …… 30
- B 情報志向 ＜相馬光代＞ …… 34
- C 分析的思考(問題解決思考) ＜小林康司＞ …… 37
- D 概念化(課題設定力) ＜小林康司＞ …… 40

［領域3］企画実行力——企画し実行する力 ＜武村雪絵＞ …… 45
- A 達成志向 ＜武村雪絵＞ …… 45
- B 顧客志向 ＜佐藤博子＞ …… 49
- C 改革力 ＜佐藤博子＞ …… 52
- D 質保証 ＜佐藤博子＞ …… 57
- E コンプライアンス ＜武村雪絵＞ …… 60

［領域 4］影響力──人を巻き込む力 ＜内田美保＞ ……………………… 64
- A 対人感受性 ＜内田美保＞ …………………… 64
- B 対人影響力 ＜内田美保＞ …………………… 67
- C ネットワーク構築力(関係構築力) ＜平井優美＞ …………… 71
- D 組織感覚力 ＜平井優美＞ …………………… 75

［領域 5］チーム運営力──チームをまとめ動かす力 ＜小見山智恵子＞ ……… 79
- A 組織へのコミットメント ＜小見山智恵子＞ …………… 79
- B リーダーシップ ＜小見山智恵子＞ …………… 83
- C 指導・強制力 ＜小見山智恵子＞ …………… 87
- D 育成力 ＜吉井栄子＞ …………………… 91
- E チームワーク ＜吉井栄子＞ …………………… 95
- F トラブル対応 ＜吉井栄子＞ …………………… 100

第3章 コンピテンシーを活用した看護管理者の能力開発と実践支援 …………… 105

Ⅰ コンピテンシー評価導入時の制度設計 ＜武村雪絵＞ ……………………… 106
1. コンピテンシー導入の目標の確認 …………… 106
2. コンピテンシー・モデルの決定とカスタマイズ …………… 106
3. コンピテンシーの学習会 …………… 107
4. 一貫性のある人事制度の設計 …………… 108
5. 具体的な運用にあたって …………… 109

Ⅱ コンピテンシー評価の進め方 ＜佐藤博子＞ ……………………… 111
1. コンピテンシー評価の考え方 …………… 111
2. コンピテンシー評価を成果につなげるために …………… 111
3. 評価面接の流れ …………… 112

Ⅲ コンピテンシー評価による自己開発 ＜佐藤博子＞ ……………………… 113

文献一覧 …………………………………………………………… 115
巻末付録① コンピテンシー評価表［看護師長用］ …………………… 117
巻末付録② コンピテンシー評価表［副看護師長用］ …………………… 122

表紙・本文デザイン／(株)加藤文明社

第1章

コンピテンシー・モデルと看護管理

I コンピテンシーとは

1. コンピテンシーとは何か

「コンピテンシー(competencies)」とは何か——。実のところ、コンピテンシーの本家ともいうべきアメリカにおいても、研究者によってその定義は微妙に異なっており、日本ではさらに概念が混乱しているとされる[1)2)3)]。本書では、コンピテンシーをめぐる学術的な混乱や批判に関する説明は最小限にとどめ、ここではまず、現時点で最良と思われる定義を紹介したい。

コンピテンシーに関する日米の研究をレビューした加藤は、日本の人材マネジメントにおけるコンピテンシーの概念およびコンピテンシー・モデルについて、以下のように再定義することを提案している[4)]。

> **コンピテンシー**
> → 行動によって見極められる(知覚される)動機、自己効力感、思考、スキル、知識などを含む総合的な能力の概念であり、高業績につながると予測されるもの
> **コンピテンシー・モデル**
> → 高業績者の行動分析や高業績につながると予測される行動をモデル化したものであり、それを基準に人事処遇や人材育成を行うもの

日本では、コンピテンシーが「特定の役割において高業績者が持つ行動特性[5)]」「高い業績をあげる人に見られる特徴的な行動[6)]」と一部で定義されるなど、「コンピテンシー＝行動」と理解されることがある。しかしコンピテンシーは本来、行動だけでなく、その行動を引き出した動因・動機、自己概念・自己イメージ、知識、スキル、思考パターンなど、人の特性やパーソナリティを包括した概念である(表1-1)。

コンピテンシーは、行動そのものよりも、行動の背後にある根源的な特性に注目しているという点を念頭においておきたい。ただし同時に、観察可能な行動として表現されたものであること、特性を観察できることも、コンピテンシーの重要な特徴である。だからこそ、評価者と被評価者が事実に基づいて共通理解しながら実践を評価することができ、より成果につながる行動を模倣して学習することもできるのである。

表1-1 ● 初期の主な研究者によるコンピテンシーの定義

研究者	発表年	定義 (またはそれに準ずる記述)	含まれる要素
マクレランド McClelland, D.C.	1973年	従来パーソナリティ変数と言われてきたもの[7]	コミュニケーションスキル、忍耐、適切な目標設定、自己開発
マクラガン McLagan, P.A.	1980年	効果的な職務業績の根底にある知識やスキル[8]	知識、スキル、態度、知的戦略
ボヤチス Boyatzis, R.E.	1982年	ある職務において、効果的かつ(もしくは)卓越した業績という結果を生む人の根源的特性[9]	動因、特性、自己イメージ、態度、価値観、知識、スキル
スペンサー・スペンサー Spencer, L.M. & Spencer, S.M.	1993年	ある職務または状況に対し、基準に照らして効果的、あるいは卓越した業績を生む原因として関わっている個人の根源的特性[10]	動因、特性、自己イメージ、知識、スキル

2. コンピテンシーが注目された背景

　心理学の概念であった「コンピテンシー」を初めてビジネス界に応用したのは、マクレランドである。彼は1973年、学校や採用試験で旧来行ってきた学力テストや適性検査の成績は、その後の仕事での成功や充実した人生とは関連がないという研究結果を示し、「知能(intelligence)」ではなく、コミュニケーションスキルや忍耐力などの「コンピタンス(competence)」を測ろうと提唱した[11]。また彼は、マイノリティや社会経済的に低い階層にある人たちが学力テストでは不利になりやすい(高得点を得にくい)ことに問題意識をもっていた。そこで、仕事や人生における成功を予測し、人種や性別、社会経済的要因の影響を受けにくい変数を探るため、仕事で成功を収め意義深い人生を確立した人たちと、そうとはいえない人たちとを比較し、成功に結びついた考え方や行動を見出そうとした。有名なものに、スペンサーらの著書[12]の序章で紹介されているアメリカの外交官を対象にした研究[13]がある。

　1970年代の外交官選抜試験では、一般教養や専門分野などの学力テストが実施されていた。ところが、選抜試験の成績とその後の外交官としての活躍ぶりとの間には、ほとんど関連がなかったという。そこで、外交官として卓越した者と、平均的あるいは少々劣った者とを比較することで、卓越者に共通する特徴を見出すことを試みた。実際に世界各地での彼らの日常業務を観察して見出すことが理想だが、それはあまりに時間と労力を要するため、各人から成功例と失敗例を3つずつ語ってもらう「行動結果面接(behavioral event interview; BEI)」という手法を用いた。面接内容を分析した結果、卓越した外交官には、異文化の人々の反応を理解し真意を聴き取る能力、ストレス下でも他者の基本的尊厳や価値を尊重し続ける能

力、だれがだれに影響を及ぼしているかなど政治的ネットワークを迅速に見出す能力があることがわかったという。この方法論は、その後の数多くのコンピテンシー研究につながった。

1982年には、マクレランドを師とするボヤチィスが、2000人以上の管理者を対象にした調査の結果を発表し、「卓越した業績という結果を生む人の根源的特性」「管理者として活躍する要件」といった、コンピテンシーの基本概念を確立した[14]。コンピテンシーは登用基準・期待基準として用いることができ、性格とは異なり、ある程度は開発可能であるという認識を示したのも彼である。

日本では1990年代初頭にバブル経済が崩壊し、従来の年功序列的な人事制度にも成果主義にも多くの企業が限界を感じていたとき、新たな人材マネジメントの仕組みとして「コンピテンシー」が紹介された。高業績者に注目して行動特性をモデル化することで、新たな高業績者を生み出せるとして、コンピテンシーは産業界に熱い関心と期待をもって迎えられた[15]。

3. コンピテンシーの活用

もともとは特定の職務への採用基準あるいは登用基準として考案された「コンピテンシー」だが、スペンサーらは採用、配属、昇進などの評価・選考、パフォーマンスマネジメント、能力開発、報酬への反映など、人材マネジメントのあらゆる場面に活用できると述べている[16]。実際に、日本でも多くの企業が採用や配置、昇進、能力開発など様々な場面にコンピテンシーを活用している。岡田は、コンピテンシーの活用と展開、すなわちコンピテンシー・マネジメントには、人事のマネジメントサイクルとの一貫性が不可欠であり、「コンピテンシーを軸として、人事の各制度(採用／配置／人材育成／評価／処遇など)が、それぞれ一貫性のある有機的な構造となっている」ことが大切だと述べている[17]。

II 看護管理への応用

1. 看護管理者を対象としたコンピテンシーの導入

ここ10年間、他業界と同様に、看護界においても団塊の世代の管理者が定年退職し、次世代の管理者の養成が急務となった。同時に、医療を取り巻く環境が激変するなかで、社会の要求に応え続けるために、看護管理者はより複雑で困難な課題

に対応しなければならなくなった。そのため、多くの病院で看護管理者の育成は大きな課題となり、看護管理者自身も自らの管理能力を高めたいと希求するようになった。産業界と同様、看護管理界においても新しい能力開発のツールとしてコンピテンシーは大きな期待をもって迎えられた。

2004年には松下ら[18]が、また2013年には虎の門病院看護部[19]が、看護管理者のコンピテンシーを各水準の評価基準とともに紹介した。特に後者は、マクレランドやスペンサーらが行った行動結果面接法を参考に、実際にチーフナースにインタビューして評価基準を作成し検証したものであったため、現場に適合したコンピテンシー・モデルとして看護管理者らの関心を集めた。

2. コンピテンシーと成果の関係

一般に、職位が上がるほど、プロセスよりも成果・業績で評価されるようになる[20]。管理者の仕事は、組織がもつ資源や資産を活用して組織の目的を達成すること（成果をあげること）だからである。この場合、成果とは、病床稼働率や看護師の離職率、入院患者の転倒転落発生率といった単純な経営指標や質指標を指すのではない。病院の理念の実現に向けて、組織に何らかの変化をもたらすことを指している。それは、良質なケアを提供し、患者・家族のQOL（quality of life）を高めることかもしれない。あるいは、スタッフが意欲的に学ぶようになり、専門性の高い看護師や次世代のリーダーが育つことかもしれない。またあるいは、組織が活性化し、他部門と協働して新しい取り組みを始めることかもしれない。そして、管理者が交代しても新しい変化が続くような仕組みを構築することかもしれない。

こうした成果をもたらすためには、看護管理基準、看護管理マニュアル、職務記述書などに記された、決められた職務を遂行するだけでは不十分である。大きな問題は起きないとしても、必ずしも上記のような望ましい成果にはつながらないからである。成果をあげるには、"何をするか"と同時に、"どのようにするか"が重要であり、このプロセスに当たる部分がコンピテンシーなのである（図1-1）。

しかし、看護界に限ったことではないが、コンピテンシーの習得自体が目標になることがある。看護系大学で修得すべきコアコンピテンシー[21]、高度実践看護師のコアコンピテンシー[22]など、効果的な教育を行うために、到達目標としてコンピテンシーが示されることがある（コアコンピテンシーとは、該当者全員に共通して求められる「核となるコンピテンシー」のことである）。

だが、管理者にとって、コンピテンシーは、高い成果を生み出す資源でありカギを握る特性ではあっても、あくまでも管理の目標は成果を出すことである。コンピテンシーの習得や発揮は自己開発の目標にはなり得るが、それ自体が管理の目標ではないことに注意しておきたい。

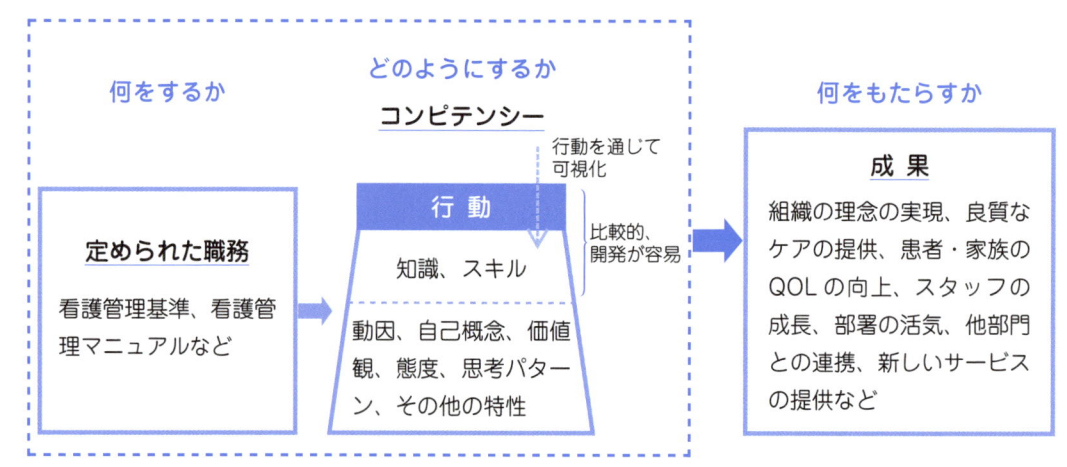

図 1-1 ● 看護管理の成果とコンピテンシー

3. 看護管理におけるコンピテンシーの活用

　看護管理において、コンピテンシーは人材マネジメントのあらゆる側面に活用することができる。能力開発への活用が最も注目されているが、コンピテンシー活用の原点ともいえる選考(内部での昇任や外部からの採用など)にももちろん有効である。また、どの領域のコンピテンシーが高いのか、あるいは低いのかを参考に、より特性を活かせる部署配置をしたり、看護師長と副看護師長が互いのコンピテンシーを補完できるように組み合わせることもできる。

　また、管理者は成果で評価されるといっても、悪条件のため努力に見合った成果が得られないことや、変化は起きはじめたものの評価期間には目に見える成果として表れないこともある。そこで、成果(業績)評価にコンピテンシーを活用したプロセス評価を組み合わせることで、より公正で被評価者の納得を得やすい評価や処遇をすることができる。プロセスを評価することは、組織が長期に成果をあげ続けるためにも大切なことである[23]。

　実際に看護管理の分野において、コンピテンシーをどのように人材マネジメントに活用できるかは、第3章で改めて触れたい。

第2章
看護師長に求められるコンピテンシー

第2章のはじめに

→ 「コンピテンシー・モデル」の構成

東京大学医学部附属病院看護部と東京大学医科学研究所附属病院看護部とで共同開発した看護管理者のコンピテンシー・モデルは表2-1のとおりである。5領域、計25のコンピテンシーで構成されている。

領域は、1から5まで、自己評価や評価面接を効果的に進められるような順序で並べている。

まず、領域1では、管理者の基盤となる「管理者として備えるべき特性」がどのような状態にあるかを評価する。そのうえで、領域2では、管理者としてビジョンをどのように描いているか、「思考力」の発揮を評価する。領域3では、描いたビジョンを実現するために、具体的にどのように企画し実行しているか、「企画実行力」の発

表2-1●看護管理者のコンピテンシー・モデル

領域	カテゴリー	はたらき	コンピテンシー
領域1	個人の特性	管理者として備えるべき特性	A 信念の維持 B 正確な自己評価 C 感情の自己認識 D セルフ・コントロール E 内省力 F 自己研鑽・学習力
領域2	思考力	ビジョンを描く力	A 専門性の発揮 B 情報志向 C 分析的思考（問題解決思考） D 概念化（課題設定力）
領域3	企画実行力	企画し実行する力	A 達成志向 B 顧客志向 C 改革力 D 質保証 E コンプライアンス
領域4	影響力	人を巻き込む力	A 対人感受性 B 対人影響力 C ネットワーク構築力（関係構築力） D 組織感覚力
領域5	チーム運営力	チームをまとめ動かす	A 組織へのコミットメント B リーダーシップ C 指導・強制力 D 育成力 E チームワーク F トラブル対応

揮を評価する。そして領域4では、ビジョンの実現に向けて取り組みを進める際に必要な、人を巻き込む力、「影響力」の発揮を評価する。さらに領域5では、総合的にチームをいかにまとめ動かしているか、「チーム運営力」を評価する。

本章(p.10〜104)では、各コンピテンシーについて、定義に加え、含まれる構成要素、および5段階の評価水準とその事例を紹介している。これらによって、各コンピテンシーの内容や、どのような状態がどの水準に当たるのかがイメージしやすくなっている。日頃の行動を振り返りながら、現在、看護管理者としてどの水準にあるかを確認することができるため、評価者と被評価者の共通理解を得やすく、安定した信頼性の高い評価を行うことができる。また、被評価者自身が次に目指すべき水準を確認することで、具体的な行動目標をイメージすることもできる。

2種類のコンピテンシー・モデル

東京大学では、看護師長・副看護部長・看護部長を対象としたもの(以下、看護師長用)と、副看護師長・主任を対象としたもの(以下、副看護師長用)の2種類のコンピテンシー・モデルを開発している。両者は、領域やコンピテンシーの構成は共通しているが、「個人の特性(領域1)」「影響力(領域4)」以外の3領域では、各コンピテンシーの構成要素や5段階の評価水準の内容が異なっている。これは、部署の管理責任者とその補佐とでは、求められる役割行動が異なるためである。「個人の特性」「影響力」については、同一の構成要素、評価水準を用いるが、職位が異なれば、対応する場面やかかわる人も当然違うため、要求水準は異なってくる。本章では、看護師長用のコンピテンシー・モデルについて解説するが、巻末に付録として副看護師長用の評価表も掲載しているので、ぜひ参照していただきたい。

5段階評価の水準設定

5段階評価の水準は、東京大学職員評価制度の方針に従って設定している。

s評価、a評価、b評価、c評価、d評価の5段階からなるが、基準となるのはb評価で、「看護師長ならこれは当然のこととして行ってほしい」「副看護師長ならこのぐらいはできてほしい」といった、その職位に就く者に基本的に求められる水準を指している。a評価は「期待以上の高水準」、s評価は「他者の模範となるような卓越した水準」を意味する。

c評価は「一見問題はないように見えても、その職位の役割を果たしているとはいえない水準」、d評価は「その職位の役割を果たせていない水準」を指している。c評価については、その状態を本人が問題として認識していないこともあるため、自覚を促す目的からその水準を言語化し明示している。一方d評価は、その職位を退くことも検討しなければならない深刻な状態に当たる。d評価と判断されるときは、複数の構成要素が満たされていない場合が多く、その組み合わせは多様である。そこで、d評価として何か一つの状態を示すことで「この状態には当てはまらないからd評価ではない」という誤解や弁明を招くおそれを考慮し、d評価の水準はあえて具体的には表現せず、「c評価に至らない」としている。

[領域1] 個人の特性 ── 管理者として備えるべき特性

→ 「個人の特性」とは
　個人の特性は、"管理者に備わっていることが望ましい特性（性格、性質、価値観、姿勢、思考パターンなど）"を指している。パーソナリティといえる領域であるため、学習や訓練によって獲得・向上することが難しく、この特性を備えている者を管理者に任命するほうが容易である。管理者になった以上、努力して獲得・向上することが求められる。

→ 「個人の特性」の役割
　個人の特性は、本領域以外のすべてのコンピテンシーを発揮する際の基礎となるものである。本領域のコンピテンシーが備わっていることで、自分自身を開発し続けることができ、管理者として力を発揮する環境を自ら整えることができる。

→ 「個人の特性」の要素
　[領域1] 個人の特性は、右の6つのコンピテンシーで構成される。

> A 信念の維持
> B 正確な自己評価
> C 感情の自己認識
> D セルフ・コントロール
> E 内省力
> F 自己研鑽・学習力

[領域1] 個人の特性
A 信念の維持

→ 定　義
看護観・倫理観に裏づけられた信念・良心に基づき、一貫した言動をとる。

→ 構成要素
① 看護観・倫理観に基づいた信念・良心をもつ
② 信念・良心に基づいて行動する
③ 柔軟に対応しながらも一貫した言動をとる

① 「信念の維持」とは

　このコンピテンシーは、看護観・倫理観をもち、それを指針として一貫性をもって判断し行動し続ける力を意味する。看護の使命、自らの役割を自覚することで、何を実現するために働くのか、自分が価値を置くことが明確になり、働く理由と強い動機をもつことができる。このコンピテンシーは、自らの根底にあり、すべての思考や行動を方向づけるものであり、ほかのすべてのコンピテンシーの発揮の方向性に影響する。

[領域1] 個人の特性

②「信念の維持」の5段階評価水準

評価段階	水　　準
s評価	状況に合わせ、柔軟に対応しつつも、自らの信念・良心に基づいた一貫した言動を維持し、周囲にも自分の考えを伝えている。
a評価	自らの信念・良心に基づいた一貫した言動を維持し、周囲にも自分の考えを伝えている。
b評価	自らの信念・良心に基づいた、一貫した言動を維持している。
c評価	信念・良心に基づいた考えをもっている。
d評価	c評価に至らない。

③ 事例でみる「信念の維持」の各評価段階

c評価の例▶ 患者との信頼関係を何より大切に思っているCさん

　Cさんは外科病棟の看護師長である。看護は、患者や家族との信頼関係が何よりも大切だと考え働いてきた。どんなに高度な知識や技術をもっていても、患者や家族との信頼関係がなければ、効果的な看護を提供することはできないと思っているからである。年々在院日数が短くなり、スタッフは交代制勤務をしていることもあって、受け持ちの患者や家族の話をじっくりと聴くことが難しくなっている。だからこそCさんは、毎日ラウンドして、患者や家族の話をていねいに聴くようにしてきた。

　しかし、最近はCさんも管理業務で忙しくなり、以前のように患者や家族の話を聴く時間をもてなくなってきた。患者や家族との信頼関係を築くために、何らかの工夫や努力が必要だと考えている。

評価判定のポイント▶ 患者や家族との信頼関係を大切に思う気持ちを変わらずもっている。しかし、状況によっては信念のとおりに行動することが難しくなっている。

b評価の例▶ 患者の生命と尊厳を守ることを使命だと考えているBさん

　Bさんは手術部の看護師長である。緊急手術は患者の生命にかかわることであり、依頼を受けたら30分以内に入室できるようにすることが自分たち看護師の使命だと思っている。病棟の看護師長らがいろいろと理由をつけて緊急入院を断っているのを聞くと、不愉快に感じてしまう。というのも、Bさん自身は、ほかの手術と重なっていたり、スタッフが不足しているときでも、緊急手術を依頼されれば「わかりました」と返事し、スタッフの配置や勤務を組み換え、スタッフや委託業者職員を総動員して手術室の準備を整えるなど、30分以内の入室を実現するために全力を尽くしていたからである。そして、患者に意識がなく自らを防護できない状態だからこそ、看護師が患者の生命と尊厳を守らなくてはならないと考えていた。だから、医師やスタッフが気づかないところでも、患者が担当以外の医療従事

者の視線にさらされないよう扉やつい立てなどで配慮したり、肌を露出している患者に覆布をかけたりしている。

評価判定のポイント▶ 手術看護の使命と役割を自覚し、一貫して使命や役割を果たすために行動している。しかし、信念や考えを言葉にして積極的に周囲に伝えることはしていない。スタッフは、Bさんの仕事に対する姿勢から何かを感じ取っているとは思われるが、言語化していないため、正しく考えが伝わっているかはわからない。

a 評価の例▶ チーム医療には看護の視点からのアセスメントが大切だと思っているAさん

　Aさんは内科病棟の看護師長である。日常生活の支援は看護の本質的な役割であり、たとえ急性期であっても、看護師が中心になって患者の日常生活行動（ADL）の拡大を判断するべきだと考えている。スタッフには、医師の指示にただ従うのではなく、専門職としてアセスメントし、医師に看護師の判断を伝えていこうと呼びかけている。もちろん、そのためには専門的な知識と経験が必要であり、スタッフに日頃から判断とその根拠を問いかけ、アセスメントの妥当性の検討をするようにしている。また、治療の選択肢が増えた現在、患者が十分な情報を得て、主体的に意思決定をすることが大切であり、それを支援するのは看護の大切な役割だと思うようになった。そこでスタッフに、インフォームドコンセントにただ同席するのではなく、事前に患者の意向を確認し、医師と説明内容を打ち合わせること、説明の席では患者の様子を観察し、患者からの質問を手助けしたり、医師の説明を補足したりすること、患者が家族と相談したり思考する時間を確保すること、説明後には患者の理解と意向を確認することを呼びかけた。スタッフがこのことに取り組めるよう日々はたらきかけている。

評価判定のポイント▶ ADLの拡大や患者の意思決定支援は看護の大切な役割だという信念をもっており、それをスタッフに伝え、実践していこうとはたらきかけている。

s 評価の例▶ 患者の生活を日常生活に近づけることが看護の役割だとスタッフに語り続けるSさん

　Sさんは外科病棟の看護師長である。患者のもつ力を引き出し、生活の質を高めるのは看護の役割であり、そのためには人間らしい環境で過ごすこと、術後は少しでも早く元の生活に近づけることが大切だと思っている。ラウンドをして、日常生活行動（ADL）を拡大する時期になっても、ベッドサイドにガーグルベースンやポータブルトイレ、紙おむつが置きっぱなしになっているのを見つけるたびに、スタッフに患者の状態をアセスメントし、生活の場として環境を整えようと指導している。また、人にとって異物である膀胱留置カテーテルや硬膜外カテーテルなどを漫然と挿入したままにしないよう、常に必要性を判断しようとスタッフに声をかけて

いる。医師にも早期の離床やカテーテル類の抜去を依頼するようにしている。

あるとき、スタッフが、夜間は看護師が少なく、尿失禁や転倒があると大変だからと医師に依頼し、高齢患者に膀胱留置カテーテルの挿入を行った。医師は「看護師が忙しいと緊急入院を断りそうだから」と話した。Sさんは、看護師の負担軽減のために、患者の排泄する力を損なう処置をしたことにショックを受けた。カンファレンスを開き、スタッフに看護の役割を考えてもらい、排尿パターンをみながらトイレ誘導をしたり、夜間は尿器を併用したりして失禁を予防できることを説明し、カテーテル抜去を提案した。また、患者の回復のために、理学療法士による訓練時間だけでなく、患者の生活すべてをリハビリテーションと考える必要があることを説明し、理学療法士と連絡を取り合い、訓練の進捗状況に併せて病室でもADLを拡大することを提案した。業務が増えることに不満をもつスタッフもいるが、自分たちのかかわりで患者が回復していくことを実感し、主体的に取り組むスタッフも出てきた。

評価判定のポイント▶ 患者を本来の生活に近づけることが看護の役割であり、それが患者の回復につながるという信念をもち、倫理的問題にそのつど対応しながら、スタッフにその考えを伝え、ともに実践している。

④「信念の維持」の力を高めるためのアドバイス

→「何を大事にしているか」を言語化できるか

自分は何を大切に思って、何を実現するために働いているのか、これをきちんと言葉にして伝えられることが大切である。患者にどのような看護・医療を提供したいか、スタッフにどのようになってほしいか、自分が目指していること、価値をおいていることを書き出してみるとよいだろう。

おそらく、何かを行おうとしたとき、何の障害もなくスムーズに物事が進むことは少ない。計画を承認してもらえない、人手が足りない、資金が足りない、実施しても予定どおりにいかないなど、様々な壁に当たる可能性がある。そんなときには、なぜ自分はそのことを計画したのか、実施したいのかと、原点に立ち戻って考えるとよい。手段・方法にこだわるのではなく、大切に思う価値を実現するために、時、場所、相手、状況に合わせてアプローチの仕方を変えなければならない。

ただし、なぜその方法を選択したのかという理由をきちんと言葉で表現できなければ、信念は相手に伝わらない。日頃から何を達成するためにこの行動をとるのか、何を大事にしているのかを考え、言語化する習慣をつけるとよいだろう。『看護者の倫理綱領』を読み返したり、倫理カンファレンスに参加することも、自らの看護観や倫理観を確かめるよい機会となるのではないだろうか。

[領域1] 個人の特性
B 正確な自己評価

→ 定　義
自分の強み、弱み、限界を正しく評価し、自覚して、適切に行動する。

→ 構成要素
① 強みを自覚する
② 弱みを自覚する
③ 限界を自覚する
④ 適切な行動をとる

① 「正確な自己評価」とは

このコンピテンシーは、自分自身の特性、特に強みと弱みを正しく認識し、適切な行動に結びつけることができているかを示すものである。

自分の強みを認識し、それを活かして仕事をすること、強みをさらに伸ばすことは、管理者として前向きに仕事をするモチベーションにつながる。また、弱みを潔く認めることは、建設的な批判やフィードバックを前向きに受け止め、学び、成長することにつながる。そして限界をわきまえ、適切なタイミングで必要に応じて他者に支援を求めることは、部署に望ましい結果をもたらすために不可欠な行動である。

② 「正確な自己評価」の5段階評価水準

評価段階	水　準
s 評価	（設定なし）
a 評価	自分の強み・弱み・限界を正しく自覚し、適切に行動できる。
b 評価	自分の強み・弱み・限界を自覚し、行動している。
c 評価	指摘を受けることで、自分の強み・弱み・限界を自覚している。
d 評価	c 評価に至らない。

③ 事例でみる「正確な自己評価」の各評価段階

c 評価の例▶ 看護師長として委員会活動に参加することになったCさん

Cさんは今年度、看護師長に昇任し感染対策委員会のメンバーとなった。

もともと人に頼ることが苦手なCさんは、周りから見れば何もかも自分で抱え込み、処理しきれない状況になっても支援を求めず、自分一人でやり遂げようとする傾向がある。Cさん自身は、自分を「仕事は遅いが、最後まで人に頼らずやり遂げる、責任感の強いタイプ」だと、誇らしく思っている。

あるとき、Cさんが委員会の課題のほとんどを一人で行おうとしたため、進行に

[領域1] 個人の特性

支障が出た。委員長はCさんの努力は認めつつも、ほかのメンバーに役割を与えることも管理者の役割であることや、計画どおりに進めるためにも適度に分担しながら業務を行ってほしいことを伝えた。その後は、委員長と適宜相談し、ほかのメンバーとも協力しながら、委員会の一員としての役割を果たすようになっている。

評価判定のポイント▶ 正しい自己評価ができておらず、業務遂行に支障をきたしていたが、指摘や指導により改善がみられた。

b 評価の例▶ 時間管理の甘さを感じているBさん

　Bさんは外科病棟の看護師長である。時間管理が苦手であり、これまでにも部下が申し込んだラダー研修の承認を忘れ、教育担当者から連絡が来ることがあった。
　失敗による影響が自分にふりかかるぶんには仕方ないとしても、スタッフに不利益が及ぶ状況に、管理者としてさすがにこのままではいけないと反省し、それまであまり受講したことのなかった管理に関する研修に積極的に参加するようにした。講義だけでなくグループワークなども組み込まれている参加型研修を選び、特に時間管理やマネジメントの技法などについて学習し、計画的に物事に取り組めるよう心がけた。またふだんから、自分の行動の特性を書き出し振り返ってみることを始めた。さらに、提出すべきものがあれば、提出期限から逆算し「いつ何をするか」「いつまでにどこまで行うか」などを記入した進捗計画表を作成した。初めのうちは計画どおりには進まなかったが、日々できなかった事項を書きとめ、「なぜそれができなかったのか」「どこを改善すれば、もっと業務・管理をスムーズに行えるのか」「そのためには何をすればよいのか」を考え、実践につなげる努力をした。

評価判定のポイント▶ 自分の弱みを克服するための行動がわかり、その行動を実行することができている。

a 評価の例▶ 実践経験の乏しさを補う管理能力を発揮したAさん

　Aさんは小児科病棟の看護師長である。Aさん自身はスタッフとして小児科病棟で勤務した経験はない。そのため、実践に関するアドバイスが十分に行えず、部署の管理や運営について自分の考えを打ち出すことを遠慮していた時期があった。しかし先輩の看護師長からのアドバイスもあり、卓越した実践者であることと信頼される管理者であることとは別だということ、看護師長としてスタッフが働きやすい環境を整えるためには積極的に部署の運営・管理を行うことが必要であることについて理解し、自分の考えをスタッフへ伝え、スタッフと共に部署の運営を行うようになった。

　副看護師長は小児科やNICUなど、小児科領域で15年以上の勤務経験がある小児看護のエキスパートである。新人指導については、副看護師長や教育委員が具体的な計画を立て、Aさんは実践の細かな部分ではなく、受け入れ体制全般や指導

のスピードが適切かどうかの確認を行い、計画を承認する役割に回った。

　また、Aさんはスタッフが「師長さんはいつも私たちのことをよく見てくれているし、褒めてくれたり、間違えたときにはきちんと指導してくれる」と話すのを聞き、毎日すべてのスタッフに声をかけ、スタッフが失敗したときには必ず理由を聞き、またスタッフの努力や頑張りは変化などをよくみてフィードバックするようにしていることが、部下からの信頼につながっていることを認識した。

　管理する部署の領域の看護実践の経験が乏しくても、部下の協力を得て自分ができることを努力して行えば、管理者としての役割を十分果たせることを、身をもって感じたAさんは、自信をもって部署運営を行うことができるようになった。

　小児看護について学習しながら、副看護師長に対しては、管理者として備えるべき能力を伸ばすためのはたらきかけも行っている。

評価判定のポイント▶ 自分の弱みを認識し、部下と効果的に役割分担をしている。また、自分の強みも理解し、自信をもって部下にはたらきかけている。

④「正確な自己評価」の力を高めるためのアドバイス

→ 自分を冷静に見つめる機会をもつ

　自分のことは自分が一番よく知っていると思いがちだが、自分で思っている自分は、周りが感じている自分とは違うかもしれない。自分が弱みだと思っているところが強みとして映っているかもしれないし、その逆もあり得る。自覚していない行動や思考の傾向もあるだろう。

　管理者になると、他者からの評価を受ける機会が少なくなり、弱みの部分についてはいっそう、人から指摘されることは少なくなる。そこで互いの長所・短所を言い合える管理者仲間をもつことは大切であり、指摘を受けたら、それを感謝して素直に受け止めたい。

　自分を冷静に見つめることは、改めて自分の強み・弱みを知ることの第一歩になる。自分の強みは何か、どんなところが強みといえるのか、それを伸ばすためにはどうしたらよいのか、その強みが発揮できたのはどのような場面であったかなどを振り返り、書き出してみるとよい。弱みについても同様である。弱みについてはさらに、どうすればより適切な行動がとれたのか、そのためには何ができればよいのかなどについて、じっくりと考える時間をもつとよいだろう。

[領域1] 個人の特性

[領域1] 個人の特性
C 感情の自己認識

→ 定　義
自己の感情を認識し、その感情が仕事に与える影響について認識し、適切に行動する。

→ 構成要素
① 自己の感情を自覚する
② 感情が仕事へどう影響するかを自覚する
③ 感情が仕事へ及ぼす影響を自覚したうえで適切な行動をとる

① 「感情の自己認識」とは

　このコンピテンシーは、自己の感情変化を感じ取り、その感情が及ぼす影響を正しく自覚することを指す。感情は自分の価値観や信念に反応して起きるものである。感情を自らの内なる信号として受け止めることで、管理者として大切な指針を得ることもできる。このコンピテンシーは、自らの感情を活かしながら、適切に行動を選択していくことを可能にするものであり、次に取り上げる「セルフ・コントロール（領域1-D）」の前提として必要なコンピテンシーである。

② 「感情の自己認識」の5段階評価水準

評価段階	水　準
s 評価	（設定なし）
a 評価	自分の感情を素直に認めることができ、現在の感情が仕事にどのような影響を与えているかを理解したうえで、適切な行動がとれる。
b 評価	自分の感情を素直に認めることができ、現在の感情が仕事にどのような影響を与えているかを理解できている。
c 評価	指摘を受けることで、自己の感情と、それが仕事に与える影響を認識している。
d 評価	c 評価に至らない。

③ 事例でみる「感情の自己認識」の各評価段階

c 評価の例▶ スタッフの姿勢に腹立たしさを感じているCさん

　Cさんは外科病棟の看護師長であり、約25名のスタッフを管理している。スタッフたちは研修への参加意欲はあるが、課題の提出が遅い。研修の課題は看護師長の承認を経なければ提出できない仕組みになっている。ところが提出期限の前日に提出する者や、Cさんがいないときに黙って提出する者もいる。Cさんは「どうしてもっと早く提出できないのか」と、つい強い口調で指導をする場面もあった。
　隣の部署の看護師長から、口調や表情の険しさを指摘されて、Cさんは自分が部

下の行動に腹を立てていることに気づいた。何に腹を立てているのかを考えてみると、部下に、社会人として、相手のことを考えて期限を守って提出すること、また、提出をしっかり対面で報告することを望んでいるのだと気づいた。

> **評価判定のポイント ▶** 他者から指摘されることで、感情について自覚している。

b 評価の例 ▶ 病棟の備品が粗末に扱われることが理解できないBさん

　Bさんは内科病棟の看護師長である。病棟には患者に使用する共通の物品が備えられているが、壊れたものが放置されていたり、いつの間にか紛失するということが時々発生している。Bさんが「これはどこに不具合がありますか？」「いつからなくなったのですか？」とスタッフに確認しても、だれもはっきりと答えられない。どうしてだれも知らないのかとBさんはあきれ、不快に思った。Bさんは、自分が病院の財産である物品を粗末に扱うスタッフの無関心さにいら立っていること、そのいら立ちが今、自分の言葉や表情に表れていることを自覚した。

> **評価判定のポイント ▶** 自ら、いら立っている感情やその理由、自分の態度に気づいている。

a 評価の例 ▶ 問題解決に向け、多職種間の調整役となったAさん

　AさんはNICUの看護師長である。部署の特性上、入室前後や処置前の手洗いは徹底しているが、多剤耐性菌への感染事例が複数発生した。医師から看護師の手洗いが不十分なことが原因だと怒鳴られ、Aさんは自分の体が熱くなるほど怒りを覚えていることを自覚した。Aさんの部署では、感染が患児に与える影響を考え、感染リンクナースが中心となり、部署独自の調査を毎日実施してきた。根気強く取り組んだ結果、ここ数か月、部署の看護師が適切に手洗いを行っていることは、Aさんも確認している。だから、医師が、看護師たちの思いや努力を何も知らずに無神経な発言をしたことが悔しくて、許せない気持ちになったのだとわかった。

　Aさんは、自分は腹が立つと相手を一方的に責める傾向があることも自覚していた。ここは、部下たちのためにも、看護師の感染への問題意識の高さと手洗いへの取り組みを冷静に伝えようと決意した。また、感染を防ぎたいと願っている部下たちのため、医師に合同で感染経路を調査しようと呼びかけることにした。

> **評価判定のポイント ▶** 憤りや腹立たしさの源を探り、そのようなとき、自分がどのように行動する傾向があるかも自覚し、部下や部署のためになる行動を考え、選択している。

④「感情の自己認識」の力を高めるためのアドバイス

→ 自分の感情を冷静に見つめる

　人は感情をもつ生き物である。日々の業務のなかでは、ストレスを感じる場面にいつでも遭遇し得る。そうしたとき、「いら立っている」「腹立たしい」「相手を理

解することは難しい」など、自分が感じている素直な気持ちをまずは自分自身が受け止めることが大事である。もちろん、「うれしい」「ホッとした」などポジティブなものも含めて、感情は、自分自身の価値観や信念に対する何らかの反応である。看護観や倫理観から生じる感情もあれば、自分のプライドや利己的な部分から生じる感情もある。どんな感情でも、本当の自分に気づく大切なサインだと受け止め、その感情がなぜ発生しているのか、その理由を冷静に探り、素直に受け止めることが大切であり、こうした経験を重ねることがこのコンピテンシーの向上につながる。

［領域1］個人の特性
D セルフ・コントロール

→定　義
ストレス状況においても感情的にならず、ネガティブな反応を回避し、対応する。

→構成要素
① ストレス耐性を身につける
② 感情のコントロールを行う
③ 簡単に怒りを表出しない
④ プラス思考で考え、行動する

①「セルフ・コントロール」とは

このコンピテンシーは、**不快な感情や衝動をコントロールし、有益な方向へと向ける力**を指す。このコンピテンシーがあることで、強いストレス下でも平静さと判断力を維持し、前向きに建設的にかかわることができる。管理者は様々なストレスに直面するものであり、このコンピテンシーが低いと、衝動的に反応して、周囲の信頼や人望を失い、管理者として他者に影響を与えたり、チームを運営するうえで支障を生じかねない。

②「セルフ・コントロール」の5段階評価水準

評価段階	水　準
s 評価	感情的になった相手の冷静さを取り戻し、建設的にかかわっている。
a 評価	強いストレスを感じるような場面であっても、感情をコントロールして対応し、前向きに議論を行っている。
b 評価	怒りや不満などを感じても、感情をコントロールし、議論や対応をしている。
c 評価	状況によっては感情を抑えた対応ができないことがある。
d 評価	c 評価に至らない。

③ 事例でみる「セルフ・コントロール」の各評価段階

c 評価の例 ▶ スタッフの姿勢に腹立たしさを感じているCさん

　Cさんは外科病棟の看護師長であり、約25名のスタッフを管理している。

　スタッフたちは研修への参加意欲はあるが、課題の提出が遅い。研修の課題は看護師長の承認を経なければ提出できない仕組みになっている。ところが期限の前日に提出する者や、Cさんが不在のときに黙って提出する者もいる。今日もスタッフの一人が、今日が提出期限の課題をCさんの机の上にいつの間にか置いていた。思わずCさんは「どうしてもっと早く提出できないの」と大声で怒鳴り、そのスタッフを延々と叱りつけてしまった。

評価判定のポイント ▶ 理由はあるものの、部下に感情的な対応をしてしまった。

b 評価の例 ▶ 病棟の備品が粗末に扱われることが理解できないBさん

　Bさんは内科病棟の看護師長である。病棟には壊れた物品が放置されており、いつの間にか紛失するということが時々発生している。Bさんが「これはどこに不具合がありますか？」「いつからなくなったのですか？」とスタッフに確認しても、だれもはっきりと答えられない。Bさんは、スタッフが病院の財産である物品を粗末に扱う姿勢が理解できず、不満を感じていた。新規購入して補充をしても、また壊れる、紛失するなどを繰り返すため、なぜそんなに物品を壊したり紛失したりするのかについて部署会議で話し合うことにした。

評価判定のポイント ▶ いら立つ感情を抑え、解決に向けて議論しようとした。

a 評価の例 ▶ 病棟スタッフの声に耳を傾けたAさん

　Aさんは内科病棟の看護師長である。この病棟は現在、院内で最も多く緊急入院患者を受け入れている。

　前任の看護師長は、「スタッフが大変だから」「ベッドは空いているように見えるが数日先に入院の予定がある」「患者の病状では空いているベッドへの入院は無理だ」などの理由で、しばしば入院を断ることがあった。

　Aさんが着任した直後も、スタッフは緊急入院の受け入れを拒むことがしばしばあり、「なぜ、こんなに忙しいのに緊急患者を受け入れないといけないのか」「ほかの部署より自分たちが損をしている」などと感情的に不満を伝えてくる者もいた。Aさんは「スタッフはなぜこんなに緊急入院を受け入れたがらないのか」「患者を受け入れることは我々の使命なのに……」と疑問といら立ちを感じた。しかし一方的に叱っても不満は残り、根本的な解決にはつながらないと考え、まずは自分の感情は表に出さず、スタッフの思いを吐き出させ、何について困っているのか、不満なのかを傾聴した。そのうえで、病院の使命を繰り返し説明し、スタッフの負担を減らしながら、緊急入院患者を円滑に受け入れるための業務改善をしようと呼

びかけ、業務係と検討を始めた。

評価判定のポイント▶ いら立ちを感じても、それを抑えて部下の話に耳を傾け、部下と共に前向きに取り組んでいる。

S 評価の例▶ 問題解決に向け、職種間の調整役となったSさん

　SさんはNICUの看護師長である。部署の特性上、入室前後や処置前の手洗いは徹底しているが、多剤耐性菌への感染事例が複数発生した。医師から、看護師の手洗いが不十分なことが原因だと怒鳴られ、Sさんは怒りを覚えた。Sさんの部署では、感染が患児に与える影響を考え、感染リンクナースが中心となり、部署独自の調査を毎日実施してきた。根気よく取り組んだ結果、ここ数か月、部署の看護師が適切に手洗いを行っていることはSさんも確認している。そのことを一気に医師にぶつけたい衝動にかられたが、この状況を解決するには医師の協力が不可欠であると考え、冷静さを取り戻した。

　Sさんは、看護師の日頃の取り組みやその結果を医師に伝え、医師側の取り組みや見解についても話を聞いた。感染を防ぎたいという思いは共通していることを共に確認し、医師に、合同で原因を調査し対策を講じようと提案したところ、医師も快く同意した。

評価判定のポイント▶ 憤りや腹立たしさを抑え、問題を解決するために、冷静に自分の考えや状況を伝え、医師と協力関係を築いている。

④「セルフ・コントロール」の力を高めるためのアドバイス

→ 言動の理由を尋ね、冷静になる

　たとえば、自分が感情をぶつけられる側だとしたらどうだろうか。混乱した気持ちのままでは正しい判断ができず、冷静に相手と向き合うことは難しい。おそらく、建設的な話し合いはできないだろう。感情のままに対応するのではなく、相手に「なぜそう思うのか」「なぜそうしたのか」とその言動の理由を聞いてみることが大切である。言動の背景には何らかの理由があり、それがわかれば相手を理解し、相手の言動について納得できるかもしれない。一呼吸おいて理由を尋ねる――、そうすることで互いに冷静さを取り戻し、議論ができるようになるのではないだろうか。

→ 他者の理解に努め、自分の幅を広げる

　自分の価値観や経験と、ほかの人の価値観や経験とは異なることを常に意識することも大事である。不快な感情が生じるのは、自分が観察したことから何らかのストーリーをつくり上げ、そのなかで相手は鈍感だったり性格が悪かったり、自分が無力な被害者になっていたりするときである。観察した事実以外は自分の思い込みであることを認識し、相手には相手なりの理由があり、別のストーリーが存在する

ことを意識しておくことが大切である。自分のものさしで測ると、他者への理解の範囲が狭まってしまう。「こんな方法もある」「こんな考え方もある」と、相手の考えを柔軟に受け止め、新しい考え方や方法を得たと前向きに捉えることで、自分自身の考え方のバリエーションや許容量を増やしていけるとよい。

相手もよし、自分もよしという、おおらかな気持ちをもちたいものである。

[領域1] 個人の特性
E 内省力

→ 定　義
自分の考えや行動などを深く省みて、次の行動の改善につなげる。

→ 構成要素
① 自分の行動を振り返る
② 他者の意見を受け止める
③ 他者に意見を求め議論する
④ 省みることで自己の行動特性を知る
⑤ 失敗を認める
⑥ 自己の傾向を多覚的に分析し、行動変容につなげる

①「内省力」とは

このコンピテンシーは、自分の考えや行動を省みて、次の行動変容につなげることを指す。このコンピテンシーを有すると、学びや成長がもたらされ、仕事の質を高めることができる。まずは自分の行動を振り返り、さらに他者と語り合い、意見を聞くなかで、自分の行動特性を知り、行動変容へとつなげることができる。他者からの意見を素直に受け入れ、自分の失敗や短所を認めることは、成長につながる大きな一歩となる。

②「内省力」の5段階評価水準

評価段階	水　準
s 評価	常に幅広く他者に意見を求め、議論をとおして他者の意見を真摯に受け止め、多角的に自己を振り返り、自己の傾向を分析し、行動変容につなげている。
a 評価	他者に意見を求め、議論をとおして他者の意見を真摯に受け止め、自己を振り返り、行動変容につなげている。
b 評価	他者の意見を真摯に受け止め、自己を振り返り、行動変容につなげている。
c 評価	指摘を受けることで自らの行動を振り返る。
d 評価	c 評価に至らない。

③ 事例でみる「内省力」の各評価段階

c 評価の例▶ 患者受け入れに対するスタッフの姿勢を指摘されたCさん

　Cさんは外科病棟の看護師長である。休日の管理師長をしたほかの看護師長から、「外科病棟のスタッフが休日、空きベッドがあったにもかかわらず、患者の受け入れを拒否した。スタッフは日頃の看護師長の姿勢を見て影響を受けているものだ。私は日頃からスタッフに、緊急入院する患者の立場に立ち、快く迎えようと話している」との指摘を受けた。Cさんは、このように言われて少しショックを受けたが、緊急入院を受け入れる際の自己の対応について振り返ってみた。確かに、最初から快く引き受けることはなく、まずは自部署の忙しさやスタッフの構成を理由に断り、2度目か3度目の依頼でしぶしぶ受け入れることが多かった。自分の日頃の言動が、スタッフに影響を及ぼしているのかもしれないと思った。ただ、どうしても、ほかに余裕のある部署がある気がして、行動変容までには至っていない。

評価判定のポイント▶ 指摘を受け、緊急入院を受け入れる際の自分の行動を振り返ることができているが、行動変容にはつながっていない。

b 評価の例▶ 新人の成長ぶりが芳しくないことを気にかけていたBさん

　Bさんは内科病棟の看護師長である。新人看護師が入職3か月を経過した頃より、技術習得の遅れが目立ちはじめ、本人も心理的にも落ち込むようになっていた。先輩看護師長にどのように対応をしたらよいか相談したところ、まずは確実に達成していけるような到達目標を設定し、習得に時間がかかったとしてもスモールステップで達成感が得られるようにしたほうがよいことと、教育計画の修正を教育担当者やプリセプターにアドバイスするのは看護師長の仕事だと助言を受けた。

　これまで、プリセプターが新人看護師の習得状況を確認せず早いペースで指導を進めていることや、習得の遅い新人にいら立っている様子がみられ、Bさんも気にかけてはいた。しかし、一生懸命指導しているプリセプターのやる気も尊重したかったため、様子をみるにとどまっていた。

　助言を受け、自分が管理者としての役割を果たしていないこと、このままでは新人看護師が自信をなくすばかりで効果的な教育ができないこと、またプリセプターも指導がうまくいかないことで自信喪失するおそれがあることを認識した。そこで、プリセプターのモチベーションが下がらないよう、これまでの頑張りを認めながらも、今は新人の習得状況を見きわめてペースダウンをしていくようにとアドバイスをした。

評価判定のポイント▶ 先輩看護師長からの指摘を受け入れ、自己の行動を振り返り、プリセプターに対しアドバイスを行った。しかし、行動変容は限定的で、スモールステップで達成感を得られる目標設定に関する助言は活かせていない。

> **a 評価の例 ▶** 新人への直接指導に熱意をもっている A さん

Aさんは外科病棟の看護師長である。スタッフとして働いていた頃から、部署の教育担当として後輩の指導にあたっており、特に新人の指導については自信をもっていた。

プリセプターが一緒に勤務しているときでも、Aさん自ら直接新人指導を行うことが多くあり、指導内容をプリセプターに伝え忘れることもしばしばあった。この影響で、プリセプターは新人の指導状況に関する情報を十分に得られず、どこまで習得できているかわからずに困惑し、自分たちの役割について疑問をもちはじめていた。

このままではいけないと感じた副看護師長が、Aさんにプリセプターの状況を報告し、新人への直接指導はできるだけプリセプターに任せて、プリセプターに指導方法を助言するようにしてほしいと伝えた。Aさんはこれまで、自分の指導によって新人が順調に成長できており、自分が育ててきたという自負があった。しかし新人は部署全体で育てるものであり、これまで意図的に指導者を育ててこなかったことに気がついた。また、Aさんは看護管理や人材育成においても一人で抱え込んでしまう傾向にあり、人に指示をして伝えることが苦手であることに気づくことができた。自分の役割は指導体制や環境を整え、指導者を育成することであると認識を新たにした。

そこでプリセプターには指導のコツを伝え、新人への直接指導を任せるようにした。また指導場面を確認するようにして、"よかったこと" "もっとよくするためにすべきこと"についてできるだけタイムリーかつ具体的にフィードバックするようにした。さらに、プリセプター同士が新人に関する情報を共有し、また指導上の悩みを話せる機会を設けるようにした。

> **評価判定のポイント ▶** 部下からの意見を真摯に受け止め、自己を振り返り、意識を改め本来の役割を果たすような行動変容につながっている。

> **s 評価の例 ▶** 部下への指導についてもやもやしている S さん

Sさんは小児科病棟の看護師長である。毎朝、通勤電車のなかでは、前日の気にかかった出来事を思い起こしながら当日行うことをイメージし、前日うまくいかなかったことをどのようにすればよいのかと考えることを習慣としている。

昨日は新人が確認行動をスキップしたことに対し、新人指導にあたっている教育担当者がその場で注意をせずそのままにしたため、Sさんが強い口調でその件を指摘し、注意を促した。指摘を受けた教育担当者は、その後落ち込んでいる様子であった。Sさんは自分のとった行動を振り返り、どうすればよかったのか考えた。しかし、もやもやするだけで、納得できる対応方法が考えられなかった。

そこで、自分一人で振り返っていても限界があると、同僚の看護師長に状況を説

[領域1] 個人の特性

明し、悩んでいることを伝えた。同僚の看護師長と対話をしているうちに、自分が何に対してもやもやしていたのかがはっきりしていった。また、同僚の看護師長からの指摘で、自分は、明らかに間違っていることを正す際に語気が強くなる傾向があると気づくことができた。そして、自分の行動について修正すべき点が明らかとなった。

　Sさんは、教育担当者に強い口調で注意したことについて謝罪し、なぜその場で新人に注意しなかったのか、背景をじっくり聞くようにした。また、行ってはいけない行為については毅然とした態度で注意する必要があるのだと話した。すると教育担当者は納得した様子をみせた。

　このようにSさんは、同僚だけでなく、時には部下や上司に対しても対話をする機会を意図的にもつようにしており、多方面からの意見を聞いて考えるようにしている。

評価判定のポイント▶ 自分の振り返りを行うことを習慣化しているだけでなく、他者からの意見を様々に受け入れ、自分自身の傾向を分析して判断し、行動変容につなげている。

④「内省力」を高めるためのアドバイス
→ 意識的に自己を振り返ることを習慣化し、時には他者に相談する

　内省は、自分の考えや行動を振り返ることであり、過去を振り返ることが目的ではない。将来に向けてどうすればよいかと考えることである。「内省力」は、トレーニングによって簡単に習得したり高めたりすることはできないが、日頃から習慣づけ、継続することで少しずつ高めることができる。

　「経験」は、学ぶための格好の教材である。意識的に自らの経験を内省する機会を設定するとよい。たとえば通勤中や入浴などの時間を、自己を振り返る時間と決めるのはどうだろうか。ただ、自分一人で自らの考えや行動を振り返るだけでは、幅を広げたり深めることが難しい。内省をより深めるためには、適切なタイミングで他者に相談し、対話をとおして気づきを得ることが大切である。他者に語ることで、日常的に無意識で行っていることを言語化することができ、さらに他者から質問を受けることで、何が引っかかっていたのかが明確になり、自分のなかでの思い込みや、自分が当然だと思っていたことが、他者にとっては必ずしもそうでないことに気づくことができる。定期的に同僚や部下、時には上司と対話する機会をもつことも有効である。

　部署運営をしていると、それまで通用していたことが通用しなくなるときがある。その場合はいったん立ち止まって考えることが重要である。繰り返し強調するが、内省とはあくまで、起こった出来事を過去に向かって振り返ることではなく、将来に向けて「次はどうするか」「明日からできることは何か」を考えることである。そうすることで認識や思い込みなどを修正することができ、行動変容へとつな

げることができる。

→ **フィードバックを素直に受け止める**

職位が上がるにしたがい、フィードバックを受ける機会は減ってしまう。他者からのアドバイスは素直に受け止め、自分の行動が必ずしも適切なものではなかったと気づいたら、できるだけ早くそれを認め、修正していくことが重要である。

[領域1] 個人の特性
F 自己研鑽・学習力

→ **定　義**
あらゆる機会や経験から学び続ける。またその姿勢を部下にも示し、行動する。

→ **構成要素**
① 自らが院内外の学習機会（経験を含む）を活用する
② 他者の行動から学ぶ
③ 学んだ知識・経験を実践に活かす
④ 学び続ける姿勢を部下に示す

①「自己研鑽・学習力」とは

このコンピテンシーは、仕事を円滑に遂行するため、また自身がスキルアップしたり成長し続けるために備えておかなければならないものである。院内外のあらゆる学習機会や経験をとおして自ら学び、また学び続ける姿勢を部下にも示している状態を指している。上司や同僚、部下など、他者の行動からも学び、学んだ知識を実践に活かしていくことが重要である。

全般に影響を与える基本的なコンピテンシーであり、他の様々なコンピテンシーを高めるための前提となる力である。

②「自己研鑽・学習力」の5段階評価水準

評価段階	水　準
s 評価	様々な学習機会を活用し、自らが得た知識を部下と共に部署運営に活用している。
a 評価	様々な学習機会を活用し、学んだ知識を部署運営に活用している。
b 評価	様々な学習機会を活用し、新しい知識を学んでいる。
c 評価	自分の関心のある領域においては、学習機会を活用し、新しい知識を学んでいる。
d 評価	c 評価に至らない。

[領域 1] 個人の特性

③ 事例でみる「自己研鑽・学習力」の各評価段階

c 評価の例 ▶ 自分の専門性を高め続けるCさん

　Cさんは内科病棟の看護師長である。糖尿病患者の多い内科病棟での勤務が長く、糖尿病療養指導士の資格ももっている。糖尿病に関する知識が豊富で専門性が非常に高い。毎月のように学会や研修に参加し、新しい知見を得ている。しかし新しく得た知識をスタッフへ伝達する機会は少なく、看護実践に反映できていない。またスタッフに対して学習の動機づけとなるようなはたらきかけも行えていない。

評価判定のポイント ▶ 自分の関心のある領域の学習は積極的だが、看護師長の役割遂行や実践への活用がみられない。

b 評価の例 ▶ 看護師長としての役割遂行の難しさを感じているBさん

　BさんはICUの看護師長で、ICUでの実践経験も豊富である。これまでBさんは、「ICUの看護師長は、ICUでの経験が豊かで看護実践力が高ければ、リーダーシップを発揮してスタッフを引っ張っていくことができる」と思っていた。しかし実践力があっても部署運営はうまくいかず、特に中堅以上の看護師がほとんどを占めるICUでは、人材育成の難しさを実感する日々であった。

　そこで、看護師長としての役割を遂行していくためにはまず目標管理を理解し、人材育成について学ぶことが重要と考え、それらに関する研修に参加した。研修では新しい知見を得ることができただけでなく、同様の悩みを抱える看護師長とのディスカッションをとおした多くの学びがあり、"明日から頑張ってみよう"という気持ちになることができた。研修で刺激を受け、看護管理関連の雑誌を定期購読するようになったり、看護師長が集うミーティングの際は、人材育成においての悩みなどを自ら打ち明けほかの看護師長からアドバイスをもらったり、またディスカッションでは積極的に自分の意見を述べるようになった。

評価判定のポイント ▶ 研修に参加するだけでなく、雑誌から情報を得たり、同僚から学ぶなど、多方面からの学習の機会を得ようとしている。

a 評価の例 ▶ 病棟スタッフの思いを把握できていないことに気づいたAさん

　Aさんは外来の看護師長である。今年度の看護部目標「職場環境を整える」を踏まえ、部署での目標を「ワークライフバランスの推進」とし、期首の目標管理面接を受けた。面接で看護部長から指摘を受け、職場環境についてスタッフが何を問題と感じ、どのようになればよいと考えているのか、十分把握できていないことに気づいた。

　考えてみれば、これまでスタッフとの面接では、自らの考えや意向を伝えてきたものの、スタッフの思いや考えはあまり聞いてこなかった。自分自身がスタッフだったとき、上司であった看護師長との面接では自分はよく話をすることができ、看

護師長にわかってもらえたという思いを抱いたことを思い出した。当時の看護師長は、スタッフの話をよく聴き、相手の言葉を引き出すように質問を投げかけていた。Aさんは、面接の際にスタッフに適切な言葉かけができていなかったことを省みて、相手の思いを引き出すことができるよう、質問のスキルを磨きたいと考えた。

そこでコーチングに関する書籍を読み、さらに研修にも参加し、効果的な質問の技法について学んだ。早速、日常の業務や面接の際に活用し、スタッフの意見に耳を傾けるようした。初めのうちは質問がぎこちなく、スタッフも何を聞かれているのかと疑問に感じている様子だったが、継続したところ、徐々にスタッフから話しかけてくることが多くなり、スタッフの意向や考えを把握しやすくなった。また以前に比べてスタッフ同士の会話も増え、協力体制も強化されるようになっている。

> **評価判定のポイント▶** 多方面から学習の機会を得て、スタッフの指導の際には学んだ質問技法を活用するなど、部署運営に活かしている。

> **S 評価の例▶** 新たな教育手段を導入したいと考えているSさん

　Sさんは教育委員会の委員長を務める看護師長である。看護師の実践力や判断力を向上していくためには今後シミュレーション教育が重要であると考え、研修に参加した。シミュレーションは実践を想定した体験型学習で、学習者が主体的に学び、観察力、判断力を育成することが可能だと知って、ぜひ導入したいと考えた。しかし実際に導入するにあたっては、準備をはじめ多くの時間を要し、さらに指導者の育成が難しいという課題もあった。

　そこでまずは委員会のメンバーに対し、研修で学んだシミュレーション教育の意義やメリット・デメリット、指導方法などについての伝達講習を行い、理解を求めた。シミュレーション教育の必要性について伝えることができ、メンバーから研修を受講したいという希望も聞かれたため、希望者全員が研修を受講できるよう調整した。メンバーとのシミュレーション教育に対する共通の理解が得られ、副看護師長を中心としたプロジェクトチームが動き出した。

　メンバーからはさらに、シミュレーション教育を実際に取り入れている病院を見学したいとの声があがり、他施設の見学も実現した。実際の場面を見たり生の声を聴くことで、効果と課題が明らかとなった。これによりメンバーのモチベーションはさらに高まり、現在はだれもが使える汎用性のある手引きの作成にとりかかっている。今後はさらに、どのようにしたら実現可能となるか、検討を進めていく予定である。

> **評価判定のポイント▶** 研修での学びを伝達することで委員会のメンバーを動機づけ、共通理解のもとで新たな取り組みにチャレンジすることができている。

④「自己研鑽・学習力」を高めるためのアドバイス

→ 主体的な行動につなげる動機をみつける

「自己研鑽・学習力」は仕事を円滑に遂行し、自身が成長し続けるための基盤となる力であり、その獲得・伸長のためには主体的に行動することが重要である。トレーニングによって習得できるスキルではないため、受動的な訓練や意識変革によって高めることは難しい。そこで、以下のような方法を提案したい。

自発的に学ぼうとしても、目的や動機がはっきりわからないと行動に移すことができない。まずは様々な場面や経験のなかで、「なぜなのか」「どうしてだろう」「どうすればうまくいくのか」などと考える習慣をつけることが大切である。これが動機づけとなり、それらを解決するために学習しようという意欲が生まれ、自分に必要な研修などを自ら探し、主体的に受講する、といった一連の行動に移すことができる。

→ 主体的な行動による学びを他者に伝える

もちろん、研修を受講すれば多くの知識を得ることができるが、学んだことが実践レベルでの行動につながらなければ本当の学びとはいえない。研修を受けただけでは、学んだ知識が記憶としてとどまりにくい。しかし研修での学びを伝達講習などで他者へ伝えるようにすると、学んだ内容を整理してポイントを要約することが必要になり、その結果、知識として定着しやすくなる。研修での学びをどのように活かしたいかについても合わせて伝えることで、より行動化しやすくなる。また同僚と研修での学びを語り合うことも有効である。

→「経験」の質を高める

また大人の学習は「経験」が中心であり、日常で起こる様々な出来事から学ぶことができる。日常業務や経験した事例をとおし、「どうすればよくなるだろう」「もっとよくする方法はないのか」と振り返る習慣が必要である。すると、一つひとつの行動に意味づけをすることができ、経験→内省→概念化→試行の経験学習サイクルを繰り返すことで、「経験」の質を上げていくことができる。

加えて、管理者自身が学ぶ姿勢を示すことは、部下の学びを促すことにもつながるということを意識しておきたい。

[領域2] 思考力 ── ビジョンを描く力

→ 「思考力」とは
　思考力は、自分が"担当する部署やテーマについて現状を的確に把握・分析し、これから目指すビジョンを描く力"である。実際にどのようなビジョンを描いているかというよりは、どのように思考してビジョンを描いているか、という側面に注目する。

→ 「思考力」の役割
　思考力は、管理者として、自身が担当する部署が病院内や患者、社会から期待されている役割を発揮できるよう取り組む際の方向づけ、あるいは課題設定のために必要となる力である。[領域1] 個人の特性、特に「信念の維持（領域1-A）」や「感情の自己認識（領域1-C）」は、思考力を発揮してビジョンを描く際の指針となる。なお、描いたビジョンを実現していく際に必要となる力については、[領域3] 企画実行力、[領域4] 影響力、および [領域5] チーム運営力で別に取り上げる。

→ 「思考力」の要素
　[領域2] 思考力は、右の4つのコンピテンシーで構成される。

> A 専門性の発揮
> B 情報志向
> C 分析的思考
> 　（問題解決思考）
> D 概念化
> 　（課題設定力）

[領域2] 思考力
A 専門性の発揮

→ 定　義
職務に関する専門的な知識や技術を高め、深化し、活用する。

→ 構成要素
① 専門的知識や技術を獲得する
② 専門的知識や技術を掘り下げる
③ 専門的知識や技術を活用する

① 「専門性の発揮」とは
　このコンピテンシーは、管理者が配属部署や関連領域の看護に必要とされる知識や技術をもち、それを職務に活かしているかを表すものである。したがって、看護管理者として一般的に必要とされる知識や技術ではなく、その領域に密着した専門的知識・技術をもち、管理実践に活かしているかに注目する。

② 「専門性の発揮」の5段階評価水準

評価段階	水　　準
s 評価	配属部署や関連領域の看護に関する専門的な知識を身につけており、それを部下、他部署への指導や病院内での活動に活かしている。
a 評価	職務遂行に必要となる専門的な知識を身につけており、それに基づいた管理を行っている。
b 評価	職務遂行に必要となる専門的な知識を学びながら管理を行っている。
c 評価	これまでの知識や経験に頼って管理を行っている。
d 評価	c評価に至らない。

③ 事例でみる「専門性の発揮」の各評価段階

c 評価の例▶ 領域の看護の質管理やスタッフ教育は副看護師長に任せたCさん

　Cさんは看護師長になって12年目である。昨年度から配置転換で糖尿病内科病棟の看護師長になった。それまで主に外科系の病棟で働いていたため、内科病棟は初めてある。糖尿病については一般的な知識しかないが、副看護師長が糖尿病に関してよく学んでいるため、患者に提供している治療や看護の内容の確認、看護計画の妥当性やサマリーの点検、スタッフ教育や事例検討会の開催などは副看護師長に全面的に任せることにした。外科病棟では、外科看護の知識や技術、経験を活かして、自分も副看護師長とは別の視点で看護の質の確認やスタッフ教育にかかわっていた。しかし、いまさら自分が糖尿病の研修を受けに行く気持ちにはなれず、専門的な知識をもたない自分がかかわるより、専門性の高い副看護師長に任せるほうがよいと考えている。勤務表の作成や部下との面接など、管理の仕事に徹しようと思っている。

評価判定のポイント▶ すでに身につけている管理の知識や方法を用いて、日常業務は問題なく行われている。しかし、新しく着任した領域の看護について学び、これまでの知識や経験と合わせて部署管理に活かそうという姿勢がみられない。

b 評価の例▶ 専門的な知識を学びながら、日々の部署管理をしているBさん

　Bさんは今年度からリウマチ内科病棟の看護師長になった。これまで消化器内科、循環器内科の経験はあるが、リウマチ内科は初めてなので、外部研修を受講したり、医師に勉強会を開催してもらったり、患者から療養生活の様子を聞いたりして、リウマチについて学んでいる。最近は、リウマチの経過や最新の治療方法、各治療薬の特性、患者の療養生活での苦労や経済的負担などがわかるようになり、スタッフが治療薬を適切に扱っているか、患者の状態に応じた援助やセルフケア方法の提案を行っているか、必要に応じてソーシャルワーカーと連携しているかなどを注意して観察し、指導できるようになった。

評価判定のポイント▶ 自部署で提供される医療や患者の特性を学び、その知識を活かして自部署で適切な看護が提供されているかを確認している。

a 評価の例▶ 専門的な知識の習得を部署目標に反映して取り組んでいるAさん

　Aさんは、リウマチ内科病棟の看護師長になって2年目である。リウマチ内科は初めてだったため、1年目はリウマチについていろいろな機会を利用して学習した。そのなかで、生物学的製剤の登場によりリウマチの治療環境が大きく変化し、多職種によるチーム医療が非常に重要になっていることを知った。しかし、スタッフたちは、各製剤の特性や取り扱い上の注意点をよく理解しておらず、調製時間や調製方法、保管方法を間違えたりして、高価な製剤を廃棄しなければならないことも少なくなかった。スタッフの知識不足が背景にあると考えたため、今年度は部署目標に「生物学的製剤について知識を得て正しく用いることができる」をあげ、Aさんが中心となり、医師や薬剤師の協力を得ながら計画的に学習会を開くことにした。

　学習が進むにつれて、スタッフたちは各製剤の特性や違いを理解したうえで正しく取り扱えるようになった。「薬のことがわかると、副作用の観察ポイントもわかるようになった」という声も聞かれ、症状の観察もしっかり行われるようになった。この次は、チーム医療における看護の役割として、患者の社会生活支援に取り組まなければならないと考えている。

評価判定のポイント▶ 専門的な知識から自部署の看護の課題を明らかにし、目標に反映して取り組んでいる。

s 評価の例▶ 専門的な知識を部下の育成や他部署との連携につなげたSさん

　Sさんはリウマチ内科病棟の看護師長になって3年目である。リウマチ内科は初めてだったため、リウマチについていろいろな機会を利用して学習してきた。部署のスタッフのなかには、「神経質で要求が多い患者ばかりで、仕事がいやになる」「慢性疾患の看護では技術習得ができず、看護の力が身につかない気がする」と不満を語る者もいた。しかしSさんは、リウマチについて学ぶにつれて、疾患や症状と折り合いをつけながら社会生活を送る患者を支援することは、看護の大切な役割であり、リウマチ看護にしっかり取り組むことは、スタッフの看護師としての成長に役立つはずだと確信するようになった。

　昨年度、リウマチに関する学術集会に参加し、他施設の看護師が患者の社会生活支援に熱心に取り組んでいること、社会生活支援について数々の研究がなされていることを知り、自部署の取り組みは不足していると感じた。また、学術集会で他施設の看護師が生き生きと活動や研究結果を報告する様子をみて、自部署のスタッフたちも楽しみながら誇りをもってリウマチ看護に取り組んでほしいと思った。そこ

で、今年度は部署の目標に「リウマチ患者の社会生活支援を充実させる」ことをあげた。希望を聞きながら、スタッフを治療法学習チーム、仕事との両立支援チーム、社会資源調査チームに分けて、文献学習や他施設見学、学術集会への参加などに取り組ませた。最初は、Ｓさんが文献を紹介したり、アセスメントのポイントを示したり、助言する場面も多くあった。また、外来との連携がカギになると文献で学んだＳさんは、外来の看護師長に相談し、スタッフの交換研修や合同学習会、合同カンファレンスを定期的に開催し、外来との情報共有にも取り組んだ。

最近では、スタッフが「リウマチ看護っておもしろい」と話すようになり、スタッフからリウマチに関する新しい情報を得ることも増えてきた。

評価判定のポイント▶ 自らの専門的な知識を活かして部下の学習を手助けし、自主的に学習するまでに成長させることができた。また、他部署との連携の必要性を認識し、取り組んだことで部署を越えて看護の専門性を高めることができた。

④「専門性の発揮」の力を高めるためのアドバイス

→ 配属部署・関連領域について関心をもつ

管理者は、ケアを直接提供する立場にある看護師と異なり、その領域の看護実践に関する専門的な知識・技術がなくても、日々の管理を行うことはできる。しかし、部署の課題に気づき、これから達成を目指すビジョンを描くためには、その領域の看護に関する専門的な知識が必要である。その部署の看護に求められる役割と機能は何か、良質な看護とは何か、これらの判断の指針が得られるからである。

このコンピテンシーを高めるためには、管理者がその領域の看護を学ぶことの必要性や有効性を自覚することがまず大切である。そのうえで、文献を読んだり、研修や学術集会に参加するなどして、とにかく関心をもって学ぶことである。これまでの経験で学習したことと関連づけながら学ぶことで、より深い知識となることが期待できる。

[領域2] 思考力
B 情報志向

→ **定　義**
職務の遂行に必要な情報・データを、早く正確に、かつ幅広く収集する。

→ **構成要素**
① 自主的に情報・データを収集する
② 情報源を拡大する
③ 情報・データ収集の工夫を行う

① 「情報志向」とは

　このコンピテンシーは、看護管理者が職務を遂行するうえで有用な情報・データを速やかに幅広く収集し把握する能力を表す。情報やデータは、次に述べる「分析的思考(領域2-C)」や「概念化(領域2-D)」の材料になる。このコンピテンシーが高いだけではビジョンを描くことはできないが、専門的な知識をもち、分析的思考、概念化によって情報・データを活かすことができれば、本質的で的確なビジョンを描くことができる。

② 「情報志向」の5段階評価水準

評価段階	水　準
s評価	必要な情報やデータの収集ができる仕組みをつくり、それに基づき速やかに情報収集している。
a評価	必要な情報があれば、新たな関係を構築し速やかに情報収集している。
b評価	必要な情報があれば、他部門から速やかに情報収集している。
c評価	必要な情報があれば、情報収集を試みている。
d評価	c評価に至らない。

③ 事例でみる「情報志向」の各評価段階

c評価の例▶ 転倒事例について情報を集めるよう指示したCさん

　Cさんは混合内科病棟の看護師長である。今年度、看護部目標の一つに「転倒件数を減らす」ことがあげられた。そこで、部署の安全係に、昨年度のインシデントレポートから転倒事例を探して、患者の年齢、転倒した時間、転倒場所、転倒リスクアセスメントの結果を拾い出し、エクセルファイルに入力するよう依頼した。

評価判定のポイント▶ 必要に応じて情報収集を行っている。しかし、日頃から情報収集する仕組みはつくっていない。また、文献や他部署の取り組みを参考にして調査項目を検討することもできたはずだが、部署外から参考になる情報を得ることはしていない。

[領域2] 思考力

b 評価の例 ▶ 新人教育の機会をチャンスと捉えたBさん

　BさんはICUの看護師長である。今年度久しぶりに新人が配属されることになった。新人の教育体制を一からつくることをチャンスとして捉え、「スタッフ教育の仕組みをつくる」ことを今年度の部署目標にしようと考えた。

　教育担当看護師長に新人教育が順調に進んでいる部署を複数紹介してもらい、副看護師長と一緒にそれらの部署の新人教育の取り組みについて教わり、教育計画や振り返りシートも見せてもらった。また、他施設のICUで働く友人に新人教育をどのように行っているか尋ねたり、新人教育に関する文献を読んだりして、新人教育について様々な情報を得た。

評価判定のポイント ▶ 必要に応じて、部署外からも積極的に情報収集を行っている。しかし、新たな関係を構築して情報収集をしたとはいえない。

a 評価の例 ▶ 合理的な薬剤管理方法を模索しているAさん

　Aさんは外科病棟の看護師長である。毎日、薬剤の請求や受け取り、管理に時間がかかっており、もっと合理的な薬剤管理方法が必要だと感じている。そこで、今年は部署の薬剤管理の方法を見直し、在庫の縮減に取り組むことにした。

　まず、薬剤部とSPD（物品物流管理）サービス部に依頼し、薬剤の払い出しに関するデータを一覧で提示してもらった。毎日請求している薬剤、ほとんど使用されていない薬剤、曜日によって請求数に一定の傾向がある薬剤があることがわかった。次に、経理部に薬剤の在庫が少ない部署を尋ね、その部署の薬剤の払い出しデータを見せてもらい、看護師長にも直接薬剤管理をどのように行っているか尋ねることにした。また、文献を検索したところ、数は少ないが薬剤管理に関する研究論文もあることがわかった。

評価判定のポイント ▶ 自部署の管理に必要な情報を、他部門と新たな関係を構築しながら収集している。

s 評価の例 ▶ MRI検査の準備が不十分であることに気づいたSさん

　Sさんは内科病棟の看護師長である。MRI検査から戻った患者から、「検査室の方に、今度からは金属のフックがついた下着やヘアピンははずしてから来てくださいねって言われました」と聞いた。当然、自部署のスタッフが事前に説明しているはずだと思ったが、副看護師長やリーダーナースも、「たぶん、説明していると思います」と言うものの、説明内容や検査前の確認状況は把握していないとのことだった。中央検査部の看護師長に尋ねると、介助が不要な患者は診療放射線技師が対応するため全体の状況はわからないが、技師が「最近は基本的な準備や確認がなされないまま検査に来る」と愚痴を言っていたとのことであった。

　そこで放射線部長に主旨を説明し、直接、診療放射線技師から状況の聞き取りを

行った。技師によると、自分たちが注意して確認するようにしているので、事故に至ることはないが、金属類を身につけたまま検査に来る患者が最近増えたとのことであった。時間がかかる検査だと知らず、排尿をすませずに来る患者も多いという。また先日は、酸素マスクをして車椅子で移送されてきた患者について、酸素ボンベの栓が閉じたままで酸素が流れていなかったため看護師に指摘したが、意味がわからなかったようだとも話していた。

　Sさんは医療安全に関する情報を提供しているウェブサイトからもMRI関連の事故について情報収集し、診療放射線技師から得た情報も併せて、部署の安全対策に反映することにした。診療放射線技師とは、しばらくは毎月情報交換を行うことになった。また、医療安全に関する情報を受け取ることができるメーリングリストがあることを知り、登録することにした。

評価判定のポイント▶ 部署内の看護師に確認するだけでは実態を把握できないと考え、これまで接点がなかった診療放射線技師から情報を収集し、これからも継続して情報を収集する体制を整えた。

④「情報志向」の力を高めるためのアドバイス

→ 膨大な情報に触れ、そこから有用な情報を収集する

　情報収集の力は、関心を広くもって幅広い情報に接すること、多様な情報源をもつこと、最新の情報に常に触れることで、高めることができる。

　情報通信技術（ICT）が発達した現代では、多種多様な情報に触れることは容易で、様々なサービスを利用して定期的に新しい情報を入手することも可能である。しかし、このコンピテンシーでは、単に多くの情報を入手するだけでなく、膨大で多種多様な情報のなかから、管理に役立てることができる有効な情報を収集する力が求められる。

　次に紹介する「分析的思考（領域2-C）」や「概念化（領域2-D）」の材料となる情報を集める力が必要であり、そのためには、自分の今の課題をクリアするのに必要な情報はどのようなものかを明確にすることが大切である。研究や調査の文献を読むことで、課題を明らかにするためにどのような情報を収集しているかわかり、このコンピテンシーを高めることに役立つだろう。

[領域2] 思考力
C 分析的思考（問題解決思考）

→ **定　義**
詳細に状況を比較・検討・分析して現状を把握し、有効な対策を立てる。

→ **構成要素**
① 状況を処理可能なレベルに分解する
② 情報の整理・分析をする
③ 問題点の抽出をする
④ 有効な対策を立てる

① 「分析的思考（問題解決思考）」とは

　このコンピテンシーは、情報を分析する力、あるいは問題解決思考の力を表すものである。すなわち複雑な状況を処理可能なレベルまで分解し、情報の整理・分析を行ったうえで問題点を抽出し、有効な対策を立てる、という問題解決の一連の思考プロセスを展開できているかを評価する。ここで求められる分析は、問題の本質がわかるような、また有効な対策につながるようなていねいな分析である。

　情報やデータが何を意味しているかを明確にして、組織における様々な課題に取り組む方策を検討する際に必要なコンピテンシーであり、「概念化（領域2-D）」とともに、将来へ向けたビジョンを描く際の中核的な力となるコンピテンシーである。

② 「分析的思考（問題解決思考）」の5段階評価水準

評価段階	水　　準
s 評価	情報やデータを分析し、今後、影響が及ぶような状況や環境の変化をとらえ、有効な対策を立てている。
a 評価	情報やデータを分析し、その意味や背景を捉え、有効な対策を立てている。
b 評価	情報やデータを整理し、今、何が起きているかを考え、当面の対策を立てている。
c 評価	収集した情報やデータをもとに、当面の対策を立てている。
d 評価	c 評価に至らない。

③ 事例でみる「分析的思考（問題解決思考）」の各評価段階

c 評価の例 ▶ 手洗い実施率の低さに驚いたCさん

　Cさんは外科病棟の看護師長である。手洗いに関する調査の結果、自部署は看護師、医師ともに手洗い実施率が他部署よりかなり低いことがわかった。特に処置前の手洗いが3割しか実施されていなかった。ひどい状況に驚いたCさんは、「忙し

くても手洗いをしよう」「特に処置前の手洗いを徹底しよう」と医師、看護師に呼びかけた。

> **評価判定のポイント▶** 収集した情報をもとに、当座の対応は行っている。しかし、どんな場面で手洗いを省略する傾向があるのか、スタッフによって手洗い実施率は違うのか、実施率が高いスタッフは何か工夫しているのかなど、詳しく分析すれば、具体的な対策につながる発見があるかもしれない。

b 評価の例▶ 転倒と褥瘡の発生率を記録しているBさん

　Bさんは消化器内科病棟の看護師長である。看護の質を管理するため、毎月転倒発生率と褥瘡発生率を計算し記録している。今年度は昨年度に比べて転倒や褥瘡の発生率が高い。新人が多く配属され、看護アセスメントが低下しているためかと思ったが、発生率の推移をみると、新人が配属される前の1月から徐々に高くなっていることがわかった。Bさんは、1月から進行がん患者を対象にした積極的な化学療法が始まったことと関係しているかもしれないと考えた。転倒や褥瘡があった患者の病名と治療方法を確認したところ、多くが進行がんで化学療法を受けている患者であった。そこで、化学療法を受けている進行がん患者の転倒予防と褥瘡予防について、部署で検討することにした。

> **評価判定のポイント▶** 日頃からデータを整理し推移を把握しているため、転倒や褥瘡の発生率が高くなっている現状を把握し、患者構成の変化が影響している可能性に気づくことができた。何が転倒や褥瘡の要因なのかはまだわからないが、検討する手がかりを得た。

a 評価の例▶ 自己管理薬のインシデントを減らしたいAさん

　Aさんは混合内科病棟の看護師長である。最近、患者が自己管理している内服薬のインシデントが続いており、対策を講じなくてはならないと思っている。しかし、退院後の生活で内服薬を自己管理できることは大切であり、一律看護師管理にすることは避け、できる限り自己管理を継続したいと考えた。そこで、昨年度と今年度のインシデントレポートを分析してインシデントが起きやすい状況を明らかにし、対策を検討することにした。診療科、患者の年齢層、日常生活自立度、インシデント発生時の特記事項（発熱、食待ち、食止め、外出）など、様々な要素についてインシデントの数や内容を比較してみた。その結果、高齢者の発熱時は内服忘れが多いこと、検査で食待ちした後に患者が自己判断で内服を1回分省略したり、2回分同時に服用したりするインシデントが多いことがわかった。

　そこで、高齢患者が発熱したときは一時的に看護師管理にすること、食待ちの検査があるときは内服方法を書面で説明することとした。

> **評価判定のポイント▶** 情報やデータを様々に分類して分析することで、インシデントの背景にあることが明確になり、具体的で有効な対策を立てることができた。

[領域2] 思考力

S評価の例▶ スタッフの忙しさの原因を探ることにしたSさん

　Sさんは外来兼中央検査部の看護師長である。これまで患者数の増減をみながら各エリアにスタッフを割り振っていたが、最近、内視鏡室のスタッフが昼の休憩時間が確保できない状況になってきた。患者数は内視鏡室よりもほかのエリアのほうが増えているが、内視鏡室は終了時間が遅くなっている。そこで状況を詳しく調べると、1件当たりの検査時間が長くなっており、その理由として、ポリープ・腫瘍切除が増えており、特に3か所以上の切除例、広範囲の切除例が増えていることがわかった。止血に時間がかかるうえ、鎮静薬の使用量が増えて覚醒に時間がかかるため、患者は処置後も平均30分は処置台に臥床している。スタッフは、高齢患者が増え、しっかり覚醒するまで転倒や転落が心配でそばを離れられないという。また高齢者は、前処置の説明や介助にも時間がかかるとのことだった。

　内視鏡室長に今後の見込みを尋ねると、器具や技術が進歩しており、高齢者や全身状態がよくない患者にも実施できるため、内視鏡の適応はますます増加するとの話だった。室長は、対象患者は大勢いるが、1日の実施数が限られるので待たせており、他施設を紹介することもあると話した。

　Sさんは、前処置から退室までの一連の流れを書き出したところ、作業動線にむだがあること、患者の回復を待つ間、処置台が占有され次の準備ができないこと、複数の患者が同時に回復を待っているときも、互いに死角となって連携がとれないため、それぞれの処置台に看護師が付いていることがわかった。そこで、内視鏡室のレイアウトを変更して動線をよくし、前処置室を一部区切って回復観察用のベッドとリクライニングチェアを置いた。そして、それまで前処置室にはスタッフを配置していなかったが、処置後の患者の対応も併せて担当するスタッフを1名配置することにした。その結果、処置台が効率的に利用され、業務終了時間が格段に早くなり、1日の実施数を増やすことができた。さらに、処置台や内視鏡機器を1セット増やし、看護師を1名増員した場合の実施数と収支のシミュレーションを提示し、内視鏡室長と看護部長に報告した。

評価判定のポイント▶ 情報やデータを分析することで、今起きている問題やその背景要因を捉え、今後の見込みを踏まえて有効な対策を立てている。

④「分析的思考（問題解決思考）」の力を高めるためのアドバイス

→ 研究論文から学ぶ

　分析的思考は研究の過程と共通するところが多いので、研究論文を読むことは、このコンピテンシーを高めるよい方法である。たとえば、背景や研究動機から研究目的を一つに絞り込み、研究疑問として焦点化し明文化する過程や、その疑問に答えるために必要なデータ・情報が何かを明確にし、そのデータに適した収集方法を決定する過程は、現場での複雑で漠然とした問題意識を明確にしたり、調査したい

事柄を明確にして実際にデータ収集を始める際に大いに参考になる。

また、分析方法に注目しながら研究論文を読むことも、データや情報の分析方法を学ぶよい方法である。特に統計的処理の方法は、データから意味のある情報を取り出す実践例として参照することができる。たとえば、性別、疾患の進行度別、時間帯別など層別に集計することで、全体での集計ではわからなかった重要な傾向を見出せることがわかるだろう。

→ 分析的思考をするためのプロセスを意識する

「分析的思考(問題解決思考)」は、情報の整理・分析、問題点の抽出、有効な対策を立てる、という一連の思考プロセスであり、トレーニングにより相当程度習得できるコンピテンシーである。

分析的思考と聞くと、苦手意識をもつ者が少なくないかもしれない。しかし分析的思考は、看護過程のアセスメントに相当する部分であり、対象を患者個人から組織・チームに変える必要はあるが、多くのデータ・情報を整理し、吟味して意味のある情報として取り出す作業は共通している。

→ スキルやテクニックを活用する

問題解決思考に役立つスキルやテクニックもあるため、ここでは詳細は述べないが、以下のような手段について学習し、実際に活用してみるとよいだろう。

〈問題解決思考に役立つスキル、テクニック〉
- ロジックツリー：分析と構造化のためのツール
- フレームワーク：漏れや重複なく検討する枠組み(SWOT分析、BSC(Balanced Score Card)など)

[領域2] 思考力
D 概念化（課題設定力）

→ 定 義
物事や出来事のつながり、隠れたパターンを認識して見抜き、状況を統合的に理解し、課題を設定する。

→ 構成要素
① 常に、世の中や社会の動きに関心をもち、広い視野をもつ
② 自分の領域や課題、問題の参考となる出来事や事象を捉える
③ 状況を多角的、経時的に把握し、全体を構造的に捉える
④ 病院運営や部署運営について課題を設定する

[領域2] 思考力

① 「概念化（課題設定力）」とは

このコンピテンシーは、物事や出来事などを統合的に理解し、そのうえで組織にとっての課題を設定することができる力を表すものである。幅広い領域での出来事や事象についての理解を担当領域の事象の理解に応用することも含め、状況を多角的に把握し、時間の流れのなかで全体を構造的にとらえ、担当する領域について課題を見出すことを指す。

「分析的思考（領域2-C）」とともに、組織における様々な課題を検討する際に必要なコンピテンシーであるが、「分析的思考」では主に状況を分解することで問題の在りかを明らかにしようとするのに対し、「概念化」では、全体として捉え、問題の本質をつかもうとするところに違いがある。もちろん、この両者はそれぞれが独立して発揮されるものではなく、同時進行的に、あるいは相互に反復して発揮されるものである。

② 「概念化（課題設定力）」の5段階評価水準

評価段階	水　準
s評価	業務や専門性に関係のない領域からでも、自分の領域との間に共通性や関係性を見出し、課題を設定している。
a評価	自部署内外で起きていることについて、過去の経験や他部署の状況、一般の理論などから類似性を見出し、課題を設定している。
b評価	自部署で起きていることについて、過去の経験や他部署の状況、一般常識との共通性や関係性を見出し、課題を設定している。
c評価	自部署で起きていることについて、過去の経験や他部署の状況、一般常識との共通性や関係性を見出している。
d評価	c評価に至らない。

③ 事例でみる「概念化（課題設定力）」の各評価段階

c評価の例▶ スタッフの学習意欲の低さが気になったCさん

CさんはICUの看護師長である。Cさんの部署はICUという特性から、すでに一通りの知識・技術を身につけた中堅看護師が多く、日々の業務は問題なく遂行しているが、研修や学会に参加して、さらに自己の能力を高めていこうとする看護師が少ないことが気になっていた。Cさんは、同じように中堅以上の看護師が多いPICUや検査部門、外来などでも、研修や学会の参加者数が少ないという話を聞き、これは自部署と共通の事象であり、看護師としてのキャリアと自己研鑽への積極性には関係があると考えた。しかし、なぜ自己研鑽への意欲を失ってしまったのか、その背景にある要因にまでは考えが及ばず、それまでと変わらずに、一人ひとりの看護師に研修や学会への参加を呼びかけるにとどまっている。

41

評価判定のポイント▶ 他部署の状況との共通性や関係性を見出し、状況の理解に役立てているが、問題の本質までは見出せずにいる。

b 評価の例▶ 中途採用者の勤務姿勢について部下から報告を受けたBさん

　Bさんは内科病棟の看護師長である。今年度採用された、他施設での勤務経験のある看護師について、指導者や副看護師長より、「初めての業務でも指導者やリーダーに確認せずに一人で実施しようとしてしまうことが多く、危険である」との報告を受けた。Bさんは、過去にも他施設での勤務経験のある看護師が配属された際に、即戦力としての期待から早く業務を自立してできるよう指導を急いだ結果、離職してしまったことを思い出した。また、他病棟の看護師長からも「他施設での経験がある看護師は、それまでできていたこともできなくなりジレンマを感じやすい」という話を聞いていた。

　それらを踏まえBさんは、他施設での勤務経験のある看護師の特性や心理状態を踏まえた受け入れ体制を整えることが課題だと考えた。まずは、経験や習得している技術に個人差があることを考慮し、シャドウイングの期間や見守り下で業務をする期間を十分設ける必要があることを、スタッフに対し説明した。

評価判定のポイント▶ 過去の経験や他部署の状況との共通性や関係性を見出し、理解したうえで課題を設定している。

a 評価の例▶ 転倒防止のためにスタッフが走り回る状況をなんとかしたいAさん

　Aさんは外科病棟の看護師長である。Aさんは自部署のスタッフが「忙しくてていねいな看護ができない」と話す状況を改善したいと考えていた。

　注意して観察していると、スタッフたちは、転倒防止のために設置した離床センサーのアラーム対応で走り回っていた。転倒リスクのある患者が多いため、最近では10名以上の患者にセンサーを設置することもあり、頻繁にセンサーが鳴っている状況である。しかし、それでも転倒件数は減っていない。Aさんは、理学療法士が「転倒防止には歩行するための筋力、バランスを維持するための筋力を鍛えることが大切だ」と話していたのを思い出した。転倒防止のため、ふらつきのある患者は日中は看護師が付き添ってトイレに行くが、それ以外は基本的にベッド上で過ごしている。ほとんど歩いておらず、そのために筋力が落ちているのではないかと考えた。

　そこで理学療法士と看護師が協力して、転倒リスクのある患者に歩行訓練や体操を取り入れることを提案することにした。また、以前、自分の仕事の進め方を自分でコントロールできないとモチベーションが低下するという文献を読んだことを思い出し、センサーのアラームに自分の仕事を中断される状態は、医療安全上はもちろん、スタッフのモチベーションにも悪影響があると考えた。循環器病棟では心電

図モニターのアラーム対応のためにモニター前に看護師を1名配置していることを思い出し、センサー対応のためのスタッフを試験的に配置することにした。

> **評価判定のポイント▶** 問題解決の参考となる事象を捉え、自部署の状況との類似性を見出したうえで、状況を多角的に把握し、全体を構造的に捉え、課題を設定している。

> **s評価の例▶** 特別病棟のスタッフ教育について思案しているSさん

Sさんは新設された特別病棟の看護師長となった。特別病棟は3万～15万円の差額室で構成されており、一定以上の社会的地位にある患者が入院すると考えられる。Sさんは病棟医長から、スタッフの接遇を高め、最高のホスピタリティを提供したいと言われた。スタッフ全員に身だしなみやあいさつ、言葉遣いのトレーニングを行い、患者のどんな要望にも応えようと呼びかけたが、何かが足りない気がした。

Sさんは、ホスピタリティについて実際に経験して考えようと、いくつかの高級ホテルのレストランで客として食事をしてみた。そこで、どんなに店の雰囲気がよくサービスもていねいであっても、肝心の料理がおいしくなければまた来ようとは思わないと自分が感じていることに気づいた。Sさん自身が、少し高価でも何度も通っているレストランや旅館、美容室、マッサージ店に共通する特徴と比較しながら考えた結果、ほかの付加価値がどんなに高くても、期待されている価値の根幹をはずしてはいけないのだと気づいた。まずは優れた看護実践能力を保証し、良質な看護ケアを提供する仕組みを整えなければならないと悟った。

また、最高のサービスの提供で有名な某ホテルでは、サービスを提供する側の従業員自身のあり方について、誠実や尊敬、高潔などを原則とし、もてる才能を育成し発揮することなど、従業員自身の生活の充実と自己実現を宣言していることを知った。単に要望に応え奉仕するのではなく、専門職として自らを高め、誇りをもって看護にあたる姿勢が重要なのだと気づいた。これらの気づきをスタッフ教育に反映することにした。

> **評価判定のポイント▶** 看護に直接関係のない領域からでも、自分の領域との間に共通性や関係性を見出したうえで、状況を多角的・経時的に把握し、課題を設定している。また、看護・医療界以外にも目を向けた広い視野をもち続けている。

④「概念化（課題設定力）」の力を高めるためのアドバイス

→ 意図的に自分自身の視野を広げる

このコンピテンシーも「分析的思考（領域2-C）」同様、トレーニングによってある程度習得できるスキルである。

このコンピテンシーを高めるためには、まずは視野を広げることが必要である。自部署や病院内のことに熟知するだけでなく、医療・看護系の書籍や雑誌、論文に

触れる機会を意識的に増やしたり、学会や研修などに積極的に参加することは効果がある。また、看護・医療領域以外の研修などに参加してみることも、そこで学びを得られるとともに、他業種で働く人と交流をもつ機会となるため、有効である。

　さらに、新聞やニュースで取り上げられている内容を把握することは、世の中や社会の動きを知ることはもちろん、医療・看護にかかわる話題が業界外からどのように受け止められているかを知ることにも役に立つ。

　こうした視野を広げる行動をとったうえで、ほかの病棟、ほかの医療機関、さらには医療機関以外の企業活動や、それ以外で起こっている課題、問題やその解決策、さらには概念などについて、自らの領域に当てはめて考えてみることを習慣づけていくとよい。そのとき具体的なことだけでなく理念と方策との関係、消費者が求めている価値など、抽象的なことに注目することで、徐々にこのコンピテンシーは高まっていくはずである。

[領域3] 企画実行力 ── 企画し実行する力

→ 「企画実行力」とは
　企画実行力は、"管理者が思い描いていることを具体化し、実現する力"である。管理者が職務を遂行する際に、どのようなことに重きをおき、どのように行動するか、という側面に着目する。

→ 「企画実行力」の役割
　企画実行力は、[領域2] 思考力で描いたビジョンを実現するために必要となる力であり、また管理者として期待される様々な職務を遂行するうえでも必要な力である。
　なお、実行に際しては、部下や関係者、時には組織を巻き込む必要があるが、他者にはたらきかけ、影響を与える力については [領域4] 影響力で別に取り上げる。

→ 「企画実行力」の要素
　[領域3] 企画実行力は、右の5つのコンピテンシーで構成される。

> A 達成志向
> B 顧客志向
> C 改革力
> D 質保証
> E コンプライアンス

[領域3] 企画実行力
A 達成志向

→ 定　義
ビジョンを達成するという強い意思をもって高い目標を設定し、その達成のために力を注ぐ。

→ 構成要素
① ビジョンを達成する決意をもつ
② 自ら高い目標を立てる
③ あきらめず計画を変更しながら取り組む

① 「達成志向」とは

　このコンピテンシーは、仕事に対するモチベーションの高さを表すものである。ビジョンを達成しよう、目標を実現しようという情熱や意思の強さ、指示がなくても自ら高い目標を立て主体的に挑戦する姿勢、うまくいかないときでもあきらめず、粘り強く時間とエネルギーを投入して取り組む努力の程度などを指す。
　仕事全般に影響を与える基本的なコンピテンシーであり、ほかの様々なコンピテンシーの発揮にも動機として影響する。

② 「達成志向」の5段階評価水準

評価段階	水　準
s評価	自ら描いたビジョンの達成に向けて、自ら高い目標を設定し、あきらめず、計画を変更しながら取り組んでいる。
a評価	看護部目標に照らして自部署の目標を高く設定し、あきらめず、計画を変更しながら取り組んでいる。
b評価	看護部目標に照らして自部署の目標を設定し、進捗状況に応じて計画を変更しながら取り組んでいる。
c評価	看護部目標に照らして自部署の目標を設定し、中期・期末に評価し、計画を修正している。
d評価	c評価に至らない。

③ 事例でみる「達成志向」の各評価段階

c評価の例▶ スタッフに係を割り振り、業務をスタートさせたCさん

　Cさんは内科病棟の看護師長である。今年度の看護部目標を受けて部署の年間目標を定め、スタッフに係を割り振り、期首面接でそれぞれの係の計画を確認した。その後、日常業務に追われているうちに、気づけば中間評価の時期になっていた。

　中間評価のため、各係と面接をしたところ、計画どおり進んでいる係もある一方で、安全係はほとんど取り組みが進んでいなかった。理由を尋ねると、「メンバーの勤務が合わず、話し合いができないまま数か月が過ぎた」「先月ようやく輸液接続手順のチェック表が完成したが、だれが、いつ、どのようにチェックを進めればよいかわからず、実行に移せなかった」とのことであった。そこでCさんは、副看護師長に安全係のサポートを依頼し、後期は具体的な助言を受けながら進められるようにした。

評価判定のポイント▶ 期首に立てた目標に対する計画の進捗を期中に確認していない。しかし、中間評価をもとに、方法を強化して取り組んでいる。

b評価の例▶ 注射薬の誤投与を減らす取り組みを計画したBさん

　Bさんは外科病棟の看護師長である。今年度の看護部目標「注射薬の誤投与を減らす」ことに向けて、副看護師長や安全係と話し合った結果、全スタッフの輸液調製手順、接続手順を再確認し、手順の遵守徹底に取り組むことになった。

　期首面接で係の計画を確認し、毎月の部署会議で係から進捗状況を報告してもらうようにした。手順チェックが進まない月があったので理由を尋ねたところ、若手の安全係から「チェックする相手と自分の勤務が合わない」「先輩看護師のなかにはチェックを嫌がったり、間違いを指摘すると不機嫌になる人がいる」とのことであった。そこで、リーダークラスの看護師のチェックは副看護師長が行い、そのチ

ェックで合格したリーダークラス看護師は安全係とともにチェック係を担ってはどうかと提案した。

その後も毎月進捗状況を確認し、適宜助言することで、全スタッフの輸液調製手順、接続手順を確認し、省略しがちな手順を明らかにすることができた。その手順の徹底に取り組んだ結果、昨年度より注射薬の誤投与を減らすことができた。

評価判定のポイント▶ 部署の目標達成に向け、毎月進捗状況を確認し、実態に合わせて方法を改善し取り組んでいる。

a 評価の例▶ 24時間面会の実現に向けて行動したAさん

　AさんはNICUの看護師長である。今年度の看護部目標「患者と家族の立場に立った療養環境を整える」を受けて、副看護師長やスタッフと話し合った結果、家族の面会時間の制限をなくし、24時間面会の実現に向けて取り組むことになった。Aさんは、仕事をしている父親が平日に面会できないことで、子どもへの愛着を初期に育むことができず、また、母親と父親とで気持ちにずれが生じているように感じていたため、副看護師長やスタッフから24時間面会に取り組みたいという意見が出てうれしかった。

　医師からは「感染リスクが高まる」「処置がしづらい」などの反対意見が出たが、他施設の実践や文献を紹介しながら話し合いを重ね、業務スケジュールを見直したり、室内レイアウトを変更したりして医師の要望にも対応し、最終的には了承を得た。スタッフ間でも入室時のオリエンテーションの見直しや在室中の配慮など、24時間面会に向けての対応を何度も話し合った。看護部管理室の協力も得て、事務部や守衛室と時間外の面会手順を定め、24時間面会を実現することができた。

評価判定のポイント▶ 看護部目標をもとに自部署独自で一歩進んで目標を設定し、反対意見にも負けず、多方面と連絡調整して粘り強く取り組んでいる。

s 評価の例▶ 自らのビジョンをスタッフと共有したSさん

　Sさんは外来の看護師長である。Sさんは外来でも看護師が専門性を発揮し、患者の生活や意思決定を支援できれば、患者のQOLが高まり、看護師もやりがいを感じるはずだと考えていた。また、一人で受診した患者がインフォームドコンセントの席で医師の話を十分理解し、自分の希望を伝えられているのかが気になっていた。そこで副看護師長にインフォームドコンセントの場に看護師が同席することを提案したが、副看護師長は「大切なことだとは思うが人員不足のため難しい」と答えた。ちょうど、関連する研修があったため、副看護師長やスタッフと一緒に参加したところ、他施設の実践を聞いて皆刺激を受けた様子であった。そこで、一部でもよいので実践できる方法を話し合い、優先順位を決めて取り組んでみることになった。

初めは知らないうちにインフォームドコンセントが終わっていたので、事前に予約患者の受診目的を医師に確認するようにした。また、インフォームドコンセントに同席している間の仕事を引き継げるよう、看護師がペアを組み、声をかけ合うことにした。さらにインフォームドコンセントにおける看護師の役割について勉強会を開き、毎月、事例カンファレンスを開いて実践を振り返ることにした。カンファレンスの場では、スタッフが生き生きと事例を報告する様子がみられ、Sさんもうれしくなった。

　スタッフは患者との面談で、副作用で家事ができずに困っている患者、仕事のため食事が不規則で薬を正しく内服できていなかった患者、医療費助成を受けられると知らなかった患者の存在を知り、カンファレンスでその対応を話し合うようになった。最近ではスタッフが短い時間を上手に使って患者の相談に乗り、医師や薬剤師や社会福祉士、管理栄養士と連携して対応するようになり、Sさんは自分が目指す看護に近づいたと感じている。

評価判定のポイント▶ 看護部からの要請はなくても、自分が目指す看護に近づくために、副看護師長も無理だと答えるような高い目標を設定し、スタッフを動機づけ、状況に応じて手段を探りながら集団の行動を変化させている。

④「達成志向」の力を高めるためのアドバイス

→ 自分が果たすべき役割を整理する

　「達成志向」は仕事に対する意欲や情熱であり、達成したいという内発的な動機が必要である。トレーニングにより習得できるスキルとは性質が異なり、訓練や意識によって高めることは難しい。しかし、以下のような方法で高めることができる。

　まずは、自分のミッションを文章に書き起こすことから始めてはどうだろうか。病院や看護部の理念を読み込み、自分の経験や思いを重ねて、自分が実現したいビジョンを思い描いてみるとよい。患者や家族にどんな看護を提供したいか、スタッフにどのようになってほしいか、自分の仕事は世の中にどのような"価値"を提供できるのかを考えながら書き出すのである。自分のミッションが明確になれば、そして心からコミットできるビジョンが描ければ、その実現に向けて自ら努力することができる。

　その際、まったく実現可能性が見込めないビジョンではなく、「努力すれば実現できるかもしれない」と感じられる内容にすることが大切である。目標は、高すぎても低すぎても"本気"につながらないからである。

→ ビジョンを分かち合う

　次に、スタッフや同僚、あるいは上司や他職種、友人などとビジョンについて語り合うとよい。話すことは、自らの意思を再確認する機会となる。ディスカッショ

ンを通じ、自分一人で描いていたビジョンが、仲間と共に描くビジョンへと発展したとき、それを実現したいという思いはいっそう強くなるはずである。また、仲間と一緒に描いたビジョンであれば、自分一人で考えていたときより、実現可能性もずっと高まって感じられる。

→ **実行に移し、変化を体感する**

　さらに、考え、語り合うだけでなく、できることから実際に取り組み、変化を実感することも大切である。患者の反応、スタッフの変化を目の当たりにすれば、「私がやりたいことはこれなんだ」「やればできるんだ」と、自信や喜びを感じ、頑張ろうという気持ちが強くなるはずである。

［領域3］企画実行力
B 顧客志向

→ **定　義**
患者・家族、スタッフ、院内職員、他施設、その他内外の顧客のニーズを発見・理解し、それに応えようと努力する。

→ **構成要素**
① あらゆる関係者を顧客として認識する
② 内外の顧客に関心をもち、ニーズを発見・理解しようとする
③ ニーズを満たすために行動する

① 「顧客志向」とは

　このコンピテンシーでは、「顧客のニーズを発見し、応えたい」という、顧客を満足させることに傾注することが求められる。他者との関係のなかで発揮されるコンピテンシーだが、「対人感受性（領域4-A）」がほかの人たちの気持ちや感情を理解する力を指すのに対し、「顧客志向」では潜在的なものも含め幅広くニーズを捉える力を指す。また、「対人影響力（領域4-B）」が自分の計画を進めるためにほかの人たちからの協力を引き出すのに対し、「顧客志向」ではほかの人たちを助け支援することを重視する。

　たとえば患者を顧客とした場合、質の高い看護実践を行って患者によいアウトカムを実現するという志向も「顧客志向」の一つになる。

②「顧客志向」の5段階評価水準

評価段階	水　　準
s評価	内外の顧客のニーズがどのように変わってきているのかを敏感に感じ取り、新しいサービスの内容や手法を考え出し、それを実現している。
a評価	内外の顧客がより高い満足を得る方法を考え、方策を実現している。
b評価	内外の顧客のサインからニーズを発見し、対策を考え、実現している。
c評価	要望・苦情を受けて対策を考え、実現している。
d評価	c評価に至らない。

③ 事例でみる「顧客志向」の各評価段階

c評価の例▶ 患者からの苦情を受けて行動したCさん

　Cさんは外来の看護師長である。外来患者から、「E医師の診察は待ち時間が長い」との苦情を受けた。調べてみると、予約制だが平均30分から1時間は診察が遅れている状況であった。E医師に患者からの苦情を伝え、できるだけ予約時間どおりに診察を進めるよう依頼した。また同時に、看護師が診察室に入り、診察がスムーズに進むよう衣服の着脱や移送・移乗の介助をするように采配した。

評価判定のポイント▶ 患者の苦情を受けて現状を確認し、当面の対策を考え対応した。しかし苦情に対する根本的な対応策を講じるまでには至っていない。

b評価の例▶ 病室での携帯電話の使用について検討したBさん

　Bさんは内科病棟の看護師長である。Bさんが勤務する病院では、携帯電話の使用は決められた場所でしか認められていない。病棟においては、病室内は個室でも使用禁止であり、患者用食堂(ラウンジ)内の区切られた一角でしか使用できない決まりとなっていた。

　入院患者のFさんは、終末期で体力もなく、ベッド上での生活を余儀なくされている状況である。幼稚園に通う孫のことをとてもかわいがっており、「入院する前は、電話で孫と話すことが何より楽しみだったんですよ。でも病院は、小さい子は面会に来られないから会えなくて」と話していた。

　Fさんは輸液ポンプを使用していた。部署のスタッフは病院の決まりがあるうえに、医療電子機器がそばにあることから、Fさんの携帯電話の使用は無理であると判断していた。しかしBさんは、Fさんにとって孫と話すことは何より力になると考えた。すぐそばで使用しなければ、携帯電話の医療電子機器への影響はほとんどないというデータを看護部管理室に示し、Fさんが病室で携帯電話を使用する許

可を得た。

評価判定のポイント▶ 患者の言葉からニーズをキャッチし、電話で孫と話したいという患者の希望を叶えるために行動している。

a 評価の例▶ 高齢の入院患者の娘からの訴えを受け止めたAさん

　Aさんは整形外科病棟の看護師長である。Aさんが勤務する病院では、携帯電話の使用は決められた場所でしか認められていない。病棟においては、病室内は個室でも使用が禁止されている。

　骨折で個室に入院した高齢の患者Gさんについて、遠方に住む娘から次のような話があった。「母は一人暮らしをしているので、今まで毎日電話で話すのが日課になっていました。入院したらそれもできないから、刺激が減って認知症にならないか心配です。でも一人での移動は難しい状態ですし、公衆電話まで行って電話をかけることは無理ですよね……。母は携帯電話を使えるのですが、病院の決まりで病室では使用禁止ですよね。何とか携帯電話で話ができないでしょうか」とのことであった。Aさんは、実際には個室であれば患者の状況によって個別に携帯電話の使用を許可していることを説明した。

　また、病院のボランティア制度を活用し、Gさんに対して「お話し相手のボランティア」に来てもらうことを提案し、Gさんと娘の了承を得た。さらに、Gさんはそれまで介護サービスを導入せず自立した生活を送っていたが、退院後の生活を見据え、退院調整チームとの連携を図り社会資源の利用を検討していくこととした。

　なお、携帯電話の使用については部署単位での対応ではなく、病院全体で見直すことが必要と考え、看護部管理室に提案した。

評価判定のポイント▶ 家族が表出したニーズに対し、携帯電話の使用を認めるのみでなく、患者に話し相手が必要だという背後にあったニーズにも対応した。さらに患者・家族の潜在的ニーズがあると考え、病院全体での対応を検討するようはたらきかけた。

s 評価の例▶ 院内での携帯電話の使用について検討したSさん

　Sさんは内科病棟の看護師長である。Sさんが勤務する病院では、携帯電話の使用は決められた場所でしか認められていない。病棟においては、病室内は個室でも使用禁止であり、患者用食堂（ラウンジ）の区切られた一角でしか使用できない決まりとなっていた。

　しかし、最近は入院患者のほとんどが携帯電話を所持している。高齢者用に機能が工夫された携帯電話もあり、独居の高齢者においては安全確認の意味合いも含めて、一日に何度も携帯電話で家族とメールのやり取りをしているという話も見聞きしていた。また、新聞や書籍をタブレット型の端末を利用して購読している高齢者も多くなっているという状況も認識していた。これらを踏まえて改めて病院の現状

を考えてみると、社会の変化に応じた見直しをしておらず、入院中の患者の日常生活をかなり制限してしまっていると感じた。

そこでSさんは、現在では、携帯電話は医療電子機器のすぐそばで使わなければ、ほとんど影響はないという文献を示し、<u>院内での携帯電話の使用ルールの案を練って患者サービスワーキンググループの立ち上げを看護部管理室に提案した</u>。その結果、携帯電話の使用のみでなくサービス全般に関して改善に向けた取り組みが始まった。

評価判定のポイント ▶ ふだんから顧客の観点でアンテナを張り巡らせているからこそ、患者を取り巻く状況の変化に伴うニーズをキャッチし、新しいサービスを考え提案し、実施することができた。

④「顧客志向」の力を高めるためのアドバイス

→ 情報を集め、感性をはたらかせる

患者も家族も社会のなかで生活している。そのため内外の顧客のニーズやその変化をキャッチするためには、医療関係の情報のみならず、一見すると関連しないと思われる分野の情報も、ふだんから興味をもって収集することが必要である。それとともに、自部署の状況については敏感に背後にあるニーズを把握しようという意識でみることが重要である。また、事例では患者や家族に対する行動を取り上げたが、顧客はスタッフや他職種、他施設など様々な他者を対象にしている。それぞれを社会的存在として認識し敬意をもって対する姿勢が大切である。

そのためには情報収集力が重要で、様々な分野から収集した情報を概念化する力によって一般化し、顧客サービスに活かす取り組みが求められる。

[領域3] 企画実行力
C 改革力

→ 定　義
先取的に課題や問題を捉え、解決の方法を企画し、人や組織を巻き込みながら柔軟に実行する。

→ 構成要素
① 要求されていないこと、顕在化していないこと、まだ起きていないことでも、機会や問題を先取りして捉える
② 解決のための方法を企画し、人や組織を巻き込んで実行する
③ 状況に合わせて臨機応変に効果的な方法や行動を選択する

[領域3] 企画実行力

① 「改革力」とは

このコンピテンシーは、現状よりも少し先の高みを目指して方法を企画し実行していく力である。イニシアティブや、柔軟性といった要素もこのコンピテンシーに含まれる。すなわち、先見性をもって解決すべき問題を発見し、柔軟な発想で解決の方法を考え、周囲の人や組織を巻き込みながら実行していくことを指す。

課題や問題を見出し、解決の方法を考える部分は「分析的思考(領域2-C)」や「概念化(領域2-D)」と関係している。

そしてその方法を、周囲を巻き込み実行する際は、「対人影響力(領域4-B)」や「リーダーシップ(領域5-B)」「指導・強制力(領域5-C)」「チームワーク(領域5-E)」が影響する。

② 「改革力」の5段階評価水準

評価段階	水　　準
s評価	未来を見据えて、顕在化していない機会や問題を捉え、自ら解決の方法を企画し、臨機応変に人や組織を巻き込みながら実行している。
a評価	要求されていないことでも顕在化しつつある機会や問題に対して、自ら解決の方法を企画し、人や組織を巻き込みながら実行している。
b評価	顕在化した機会や問題に対して、解決の方法を企画し、人や組織を巻き込みながら実行している。
c評価	顕在化した機会や問題に対して、当面の対策を立て、周知し実行している。
d評価	c評価に至らない。

③ 事例でみる「改革力」の各評価段階

c評価の例▶ インフルエンザ感染者が出たため、対応しようとしているCさん

Cさんは外科病棟の看護師長である。スタッフにインフルエンザ感染者が2名立て続けに出たために、その週の土曜日の勤務者が不足してしまった。そのためCさんはなんとか勤務者を確保しようと休暇中のスタッフに連絡を入れたが、日勤には新人を含めても、いつもより2名少ない人数しか確保できなかった。通常業務を行うにはかなり厳しい人数であり、このままでは業務に支障が出てしまう。そこで、土曜日のスタッフの状況について医師に報告し協力を依頼した。副看護師長や当日のリーダーとは、包帯交換など、その日にしなければならない処置の洗い出しを行った。医師とタイムスケジュールを調整し、当日スムーズな流れで動けるよう采配した。また、土曜日に定例で行っている器材室の整理は中止として、患者業務のみを行うよう周知した。

評価判定のポイント▶ 顕在化した問題に対し、当面の対策を立て、周知し実行している。

b 評価の例▶ 部下の希望を叶えたいと考えたBさん

　Bさんは小児科病棟の看護師長である。リーダークラスのスタッフEさんは、Bさんとの会話のなかで「教育に興味があり、学生指導が楽しい。機会があれば系統的に教育を学んでみたい」と話していた。Bさんも、Eさんは教育に向いており、よい指導者として役割モデルになるだろうと思った。その後、学生指導のための研修の案内が看護部管理室から回ってきた。研修は4か月にわたるものであった。部署は病気療養中の者や中途退職者が出たため欠員状態であり、これから産前休業に入る予定のスタッフもいるという状況であったが、Bさんは、Eさんに研修のことを伝えて参加意欲を確認することにした。Eさんはとてもうれしそうに参加意欲を示したものの、「病棟がこんな状況では、無理ですよね。私だけわがままは言えませんね……」と残念そうに言った。これを受けBさんは、なんとかEさんが研修を受けられるよう調整してみることにした。

　まず部署のスタッフに、Eさんが研修に行く意義を説明した。協力体制については看護部長に相談したが、「研修に申し込むのはよいが、スタッフの補充は難しい」ということであった。それでもとにかく研修の参加申し込みを行い、Eさんを研修に参加させることにした。Eさんがいない間、半日あるいは時間単位で他部署から応援の看護師を出してもらいながら乗り切った。

　こうして研修を経て部署に戻ったEさんは、学生指導のみでなく、仕事に対する意欲そのものも上昇しており、リーダーシップを発揮して部署運営にも貢献している。Eさんの姿を見た後輩スタッフからも、ぜひ今度は自分も研修に参加したいという希望が聴かれるようになった。

評価判定のポイント▶ スタッフの希望を叶えることが本人にも部署にもよい結果をもたらすと考え、部署の現状から無理だと判断するのではなく、人や組織を巻き込み解決策を考えて実施している。

a 評価の例▶ 部署内の望ましくない雰囲気を感じていたAさん

　Aさんは外来の看護師長である。育児中のスタッフが多く、育児時間取得者やパート勤務の者が大半を占めている。そのため、フルタイムで働く正規雇用のスタッフから、「いつも自分たちにしわ寄せがきている。役割を担うのもいつも自分たちだ」と苦情が出ていた。また、育児時間取得者やパート勤務者が午後になると早々と帰宅するため、スタッフ数が少なくなり、検査や入院の説明のための待ち時間が長くなったり、診察の補助に看護師がつけなくなるなど、患者サービスの質も低下していた。こうした状況についてAさんは、なんとか対処しなければと考えていた。ただ、それぞれの看護師の得意分野によって知識の偏りがあるため、診察

の補助につく看護師が限定される状況があった。また、モチベーションが低く「私はできません」と平然と言うスタッフが多く、自己研鑽の意欲も低いと感じていた。

そこで、まずAさんは業務内容の見直しを行い、クラークや看護補助者に委譲できる業務を抽出した。同時に、各スタッフの勤務可能な時間帯と、各自が責任をもって業務を行える分野について一覧表を作成し、スタッフに示した。これを用いて、現状で空白になっている時間帯や診察室があることをスタッフに理解してもらうようはたらきかけた。

<u>患者満足度を高め、さらに自分たちが誇りと自信をもって看護を提供するためには</u>、一時は大変であっても、スタッフそれぞれができる分野を広げるために学習機会を設ける必要があることを伝え、またその際その分野を得意とする看護師が指導者となり教育を行うことを提案した。こうして立案した計画を実施することで、それぞれが担当できる診察室も増え、子どもの突然の病気などでも休暇がとりやすい環境になり、何より看護師としての自己成長につながることを理解してもらった。

ほかの看護師長や医師、<u>臨床検査技師</u>、事務職など他職種に対しても、"外来看護の目指す体制"について説明し、協力を依頼した。

この計画を実践するなかで、正規職員はもとよりパート職員でも自分の得意分野を伸ばすことができ、そしてさらに別の分野での知識を深め自信をもって患者指導などを行えるようになり、外来看護に対するモチベーションが上がった。職場風土の改革が図られ、看護実践の向上のみではなく多職種連携も前進した。

> **評価判定のポイント▶** 目指すべきは、<u>患者サービスの向上であることを認識し、現状分析により、必要な配置を行うために、スタッフの専門性とモチベーションの向上やスタッフ間の協力体制が必要であることを明らかにし、その解決のために計画を立て実行した。</u>

s 評価の例 ▶ 異動先の部署の課題に取り組もうとしているSさん

Sさんは内科病棟の看護師長である。4月に異動してきたが、多くのスタッフが異動・退職した部署であった。スタッフが異動を希望したり退職に至った理由は様々であったが、<u>Sさんは活気のない職場風土を改革するために必要な事柄や、取り組むべき課題について考えた</u>。

まずは患者へ提供する看護の質の向上、そして部署全体の医療の質の向上を目指すことにした。具体的には、<u>スタッフ間での協力体制がとれていないことや、スタッフのモチベーションが低く、若手も中堅もキャリアプランが描けないことに対して取り組む必要がある</u>と判断した。また、医師をはじめとする<u>他職種との関係も悪く、チーム医療の体制を整えることも目標とした</u>。

そこでスタッフに対して、「自部署に対する愛着をもち、学びを深めてエキスパートを目指そう」という目標を掲げた。そのための<u>教育計画を部署の教育委員と共</u>

に立案した。スタッフ向けの研修会を企画し、その分野を得意とする看護師長や副看護師長が講師を務めた。また、研究にも取り組んだ。

　その結果、病院内の事例発表会や、様々な学会で発表することができた。学会は看護系の学会に限定せず、医師や理学療法士など他職種と共同で取り組んだ研究は医学系の学会で発表することで、看護師が積極的に取り組んでいることを、医師たちにアピールすることもできた。

　また、化学療法目的の短期入院を繰り返す患者へのかかわりが浅く、患者の希望や意向を確認する機会がないまま年月が経過し、十分援助できずに看取るという事例が続いた。Sさんと副看護師長で「看護師として早期から患者にかかわるべきではなかったか」との問題意識を共有し、副看護師長を中心としてチームをつくり、医師らと連携を図ることにした。診断がついた初回入院時、あるいは入院後に診断がついた時点から、プライマリーナースを決めて患者・家族に紹介し、「一緒にこれからの治療を行っていきましょう。何でもご相談ください」と声をかけ、早期からの信頼関係の構築に努めた。さらに外来医師も参加して、週に一度カンファレンスを開き、外来での患者の情報を共有するとともに、治療方針に対して看護師が患者・家族の意向を代弁しながらディスカッションをする仕組みをつくった。エンドステージまで、可能なかぎりQOLの維持・向上、患者・家族の満足度向上のための支援ができる体制ができた。

評価判定のポイント▶ 広い視野と実現したいビジョンをもち、現状とのギャップから、顕在化していない問題にいち早く気づき新しいシステムを構築し対応している。

④「改革力」を高めるためのアドバイス

→ 解決すべきことを多角的に見つめる

　「改革力」は、管理者として"自部署を少しでもビジョンに近づくよう改善していきたい"という強い思いをもつことから始まる。何のために、だれのために、何をどのように改革する必要があるのかについて、自分自身のなかで明確にしたうえで実行に移すことが大切である。初めは顕在化している事象や問題に対応することから始めてみるとよい。実行し、課題や問題を解決することを経験できたら、次の段階では、顕在化していない課題や問題の発見に努めることが求められる。その際に必要なのは、目指すビジョンとのギャップを認識し、問題意識を掘り下げるスキルである。すなわち現状の問い直しが必要であり、多角的な視点で考えていくことが求められる。視点（立場）を変えてみる、意味（価値）の捉え方を変えてみる、条件（状況）を変えて考えてみることが必要である。

→ 情報を豊富に備える

　では、ふだんからどのように心がければよいのか――。「顧客志向（領域3－B）」と同様であるが、顕在化していない問題に対応していくためには、ふだんから医療

関係の情報のみならず、一見関係ないと思われる分野の情報にも興味をもち、意識的に情報収集していくことが必要となる。そして、自部署の現状について、敏感な感性をもって把握することが重要である。そのためには、情報収集力も必要であり、さらには様々な分野から得た情報を概念化し、自部署のサービスに取り入れていくことが求められる。

　物事を柔軟に考え対応策(計画、アクションプラン)を練ること、そしてイニシアティブを発揮して周囲を巻き込みながら改革していくこと。これらの一連の流れを実際に経験することにより「改革力」は高まっていく。

[領域3] 企画実行力　D 質保証

→定　義
部署で提供されているサービス・業務の質が均一で一定の水準に保たれるようプロセスを見直し、モニタリングを継続している。

→構成要素
① サービス・業務の質のモニタリングを継続する
② サービスや業務のプロセスを分析する
③ 質を一定の水準に保つための手順やシステムを導入し定着させる

① 「質保証」とは

　このコンピテンシーは、手順の遵守や徹底にとどまらず、新しく導入したことも含めて、日々部署で提供されているサービス・業務の質が均一で、一定水準に保たれるよう監視し、仕組みを整えることを表す概念である。

② 「質保証」の5段階水準

評価段階	水　準
s評価	部署のサービス・業務の質が一定の水準に保たれるよう、プロセスを分析して新しい手順やシステムを導入し定着させると同時に、質のモニタリングを継続する仕組みも構築している。
a評価	部署のサービス・業務の質が一定の水準に保たれるよう、プロセスを分析して新しい手順やシステムを導入し、定期的に質をモニタリングしている。
b評価	院内で導入された新しい手順やシステムを周知徹底し、時折、質をモニタリングしている。
c評価	定められた機会に手順やシステムを確認し、指導している。
d評価	c評価に至らない。

3 事例でみる「質保証」の各評価段階

c 評価の例▶ 看護部の指示に従い輸液接続手順のチェックを行ったCさん

　Cさんは内科病棟の看護師長である。看護師長会議で、「輸液接続手順の遵守状況について確認が必要である。看護部全体で統一して使用しているチェックリストに基づき、各部署でスタッフ全員をチェックして結果を報告すること」と指示があったため、チェックリストに基づいて輸液接続手順のチェックを実施した。手順どおりにできていないスタッフには指導を行った。

評価判定のポイント▶ 看護部から提示されたことを機に、手順の確認をしている。

b 評価の例▶ 輸液接続手順の変更を受け、指導を行ったBさん

　Bさんは外科病棟の看護師長である。院内で、注射薬で患者を誤認するインシデントが続いたため、医療安全管理部の検討により輸液接続手順が変更になった。副看護師長とともにチームリーダーへ新しい手順を説明し、新たなチェックリストに基づいて指導を行い、リーダーが正しい手技を習得したことを確認した。そして次に、副看護師長とリーダーが中心となり、スタッフ一人ひとりに手順変更の周知と、チェックリストに基づいて手技の確認を行った。

　その後は、新しい手順の浸透度を評価するために、時々チェックリストに基づいてチェックすることにした。

評価判定のポイント▶ 院内で導入された新しい手順やシステムを周知徹底するために、工夫して指導とモニタリングを行っている。

a 評価の例▶ スタッフによる誤薬の対策を考えたAさん

　Aさんは内科病棟の看護師長である。部署で、スタッフが患者に別の患者の薬を配るインシデントがあった。昼食後の内服薬を新人看護師が配薬し、その後患者の家族が来院した際、オーバーベッドテーブルに置いてある内服薬がいつものものと違うことに気づいたことで、誤配薬が発覚した。

　Aさんは原因を探るため、スタッフが薬の準備から配薬までの一連の作業を行う様子を観察した。その結果、患者の名前が記載されている配薬ボックスの数が足りず、不足分は薬杯などのプラスチック容器を利用していることがわかった。また、ダブルチェックによる確認が遵守されておらず、特に新人看護師はチェックの依頼を遠慮してしまい、ダブルチェックを省略することがあることが発覚した。

　そのため、まず不足分の配薬ボックスを購入し、物品を整えた。さらに、ダブルチェック遵守率を上げるために配薬時のペア制を導入した。これらを実施してから1か月後、3か月後、半年後、年度末と、配薬の作業が正しく行われているかをチェックした。

評価判定のポイント▶ 現状を分析し、問題点や改善点を把握することで質を保証する新しい

システムの導入につなげている。また、変更した手順やシステムの状況を定期的にモニタリングしている。

> **S評価の例▶** 病棟の看護の質評価を行おうとしているSさん

Sさんは内科病棟の看護師長である。管理者研修に参加し、「看護の質評価」のために「見える化する」「データで管理する」という視点を学び、さっそく部署の管理に取り入れることにした。

まず「看護の質評価」を考えるうえで、スタッフのデータをまとめることにした。スタッフについて「研修参加前までは漠然と把握していた」というSさんだが、年齢、経験年数、自部署での経験年数、取得ラダー、院内外研修への参加状況などの情報をデータ化し、これらを看護の質の向上のための指標の一つとした。

また、部署の入院患者について、年齢層(高齢者率)、疾患、重症度、転倒や褥瘡などに関するリスクアセスメントの結果といった情報もデータ化し、褥瘡発生率、転倒発生率、尿路感染率のデータを出し、モニタリングを続けた。

特に転倒に関しては、発生率が昨年より増加していることに気づき、報告レポートに記入されている患者の年齢層、転倒時間帯に加えて、服薬内容、着用シューズなどの情報を追加収集し、データの分析を行っている。同時に、転倒リスクが高い患者に対する看護計画の立案と実施、再アセスメントと看護計画の変更がタイムリーに行われているかもモニタリングしている。さらに、これらの結果について、Sさんは副看護師長、安全委員、チームリーダーと共にカンファレンスを開くことにした。カンファレンスで検討することで、各自が問題意識をもって対策を考えてほしいと願っている。

期首、中間、期末と、定期的にこれらのデータを分析し、部署の質評価指標として活用している。

> **評価判定のポイント▶** 質を指標化して、データを収集する新しいシステムを導入した。そのうえで継続して質のモニタリングを行っている。

④「質保証」の力を高めるためのアドバイス

→ 向上を図るべき「質」が何かをつかむ

このコンピテンシーに関して、看護師長が「質の保証」の対象として捉えるのは、まず患者やその家族と考えてよいだろう。そのために所属する組織のミッションを理解し、管理者としてのどのような看護の提供を進めていくか、自分のビジョンを明確にしてスタッフに伝えていくことが基本となる。

関連するコンピテンシーとして、「情報志向(領域2-B)」で取り上げた、現状を分析する力が必要となる。様々な情報を収集し、そして「分析的思考(領域2-C)」により、収集したデータをもとに意味や背景を理解し、「概念化(領域2-D)」をも

って部署内外で起こっていることについて一般化し、何が課題であるか明らかにする必要がある。そして、自部署において、顧客のために、具体的にどういった点に対して、どのように質の向上を図っていくかについて、スタッフにそのビジョンと必要性を説明し、同じ方向に向かって取り組んでいけるようにすることが求められる。

　このコンピテンシーは、地道な努力を続ける力が必要だが、知識を得て努力することで獲得できるコンピテンシーである。質管理について文献や研修から学ぶことも有効である。

［領域3］企画実行力
E コンプライアンス

→ **定　義**
法令や就業規則、各種ガイドラインや社会規範と照らし合わせ、どんな場面でも社会的信用を守る公正で適切な行動を選択する。

→ **構成要素**
① 関連法規の概要・就業規則・ガイドラインを理解して行動する
② 社会的信用の重要性を認識して、社会規範や倫理と照らして行動する
③ 自ら、あるいは組織が不利益を生じるかもしれない難しい場面でも、公正で適切な行動を選択する
④ 周囲の関係者に対して同じように判断し行動するようはたらきかける

---

① 「コンプライアンス」とは

　このコンピテンシーは、**法令や各種規則、ガイドラインを守り、社会規範や行動規範に従って、社会人あるいは専門職として公正かつ適切な行動をしようとする姿勢の強さ、一貫性を表すもの**である。病院が持続的に発展するためには社会的信用が不可欠であり、法令はもちろん、様々なガイドラインや行動基準を満たし、適切に情報公開しながら、社会の期待に応える姿勢が求められる。このことを十分に理解し、難しい場面でも適切な行動が選択できるよう動機づけられているか、部下や周囲の関係者に対してもそのように判断し行動できるようはたらきかけているかを評価する。

　危機的場面での行動選択に決定的な差をもたらすコンピテンシーであり、日頃は水準の差が表面化しにくい。しかし、「信念の維持（領域1－A）」と同じく、仕事に対する基本姿勢として、他の様々なコンピテンシーに影響を及ぼす。

② 「コンプライアンス」の５段階評価水準

評価段階	水　準
s 評価	日頃から関連法規や就業規則、ガイドラインなどを理解して行動し、自ら、あるいは組織に不利益を生じるかもしれない場面でも、社会的信用を重視して社会規範と照らし合わせて公正で適切な行動を選択できるよう、周囲の関係者にはたらきかけている。
a 評価	日頃から関連法規や就業規則、ガイドラインなどを理解して行動し、自ら、あるいは組織に不利益を生じるかもしれない場面でも、社会的信用を重視して社会的規範と照らし合わせて公正で適切な行動を選択している。
b 評価	日頃から関連法規の概要・就業規則・ガイドラインなどを理解して行動している。
c 評価	必要時には関連法規・就業規則・ガイドラインなどを参照して行動している。
d 評価	c 評価に至らない。

③ 事例でみる「コンプライアンス」の各評価段階

c 評価の例▶ スタッフの相談や希望、勤務態度に対応した C さん

　C さんは外科病棟の看護師長である。

　スタッフの E さんから妊娠の報告があり、「つわりがつらいのでラッシュ時を避けて出勤したい」「流産が怖いので夜勤は免除してほしい」という申し出があった。ちょうど看護師長会議で夜勤要員が不足していると聞いたばかりであったため、C さんは「交代制勤務ができないなら、この病院で仕事を続けるのは難しいかもしれない。でも、とりあえず、看護部管理室や事務の担当者に希望は伝えておく」と返事をした。看護部管理室や事務担当者に報告すると母体保護のための諸制度があることを説明された。

　また別のスタッフで、いつも２時間以上残って仕事をきちんと仕上げてから帰る F さんがいる。「無理はしないで、夜勤に引き継いで早く帰りなさい」と声をかけたこともあったが、本人は「きちんとやらないと気持ちが落ち着かないんです。私が勝手に残っているので、超過勤務の申請はしませんから」と言い、実際に超過勤務の申請もないこともあり、最近は何も言わず様子をみていた。ほかの看護師長から、黙認すれば黙示の超過勤務命令をしたことになると言われ、文献を調べた。

評価判定のポイント▶ 育児・介護休業法や労働基準法の基本的な主旨を理解しておらず、スタッフへの対応に不適切な部分がある。

b 評価の例▶ スタッフからの突然の申し出に対応した B さん

　B さんは内科病棟の看護師長である。管理研修で労働基準法や育児・介護休業法

など労務管理について学び、スタッフの健康や生活、権利を守る責任を自覚するようになった。年次有給休暇についても学んだため、先日、スタッフから突然、「来月5連休がほしい」と申し出があったときも、管理者側には時季変更権はあるが拒否できないことをすぐに思い出した。「その時期は学生実習が入っていて人手が必要なので、休暇を前後にずらすことはできるか」と尋ねたところ、「妹が手術を受けるので、手術の日程に合わせて付き添ってやりたい」とのことだった。これを受けBさんは、勤務調整をして年次有給休暇を付与することにした。

評価判定のポイント▶ 法律の主旨を理解し、突然のことにも適切に対応している。

a 評価の例▶ 患者リストを紛失してしまったAさん

Aさんは外来の看護師長である。会議から戻ると、持ち歩いていたはずの患者リストが1枚足りないことに気づいた。リストには、看護外来を利用した患者の診察券番号、氏名、年齢、診断名、主治医名が載っていた。個人情報の取り扱いはいつもスタッフに注意していたのに、自分がこのようなことをしてしまうなんて……、とショックを受けた。しかし、患者に不利益が及ぶおそれを考慮し、すぐに院内の個人情報紛失時の対応マニュアルに従って看護部長と個人情報保護委員会に紛失を届け出た。リストにあった患者の主治医に連絡し、患者と家族に事実を説明して謝罪し、不審な問い合わせなどに注意を促すことにした。

評価判定のポイント▶ 自分の過失を認め、患者・家族の不利益を最小限にすることを優先し、院内で定められたルールに従って誠実に対応している。

s 評価の例▶ スタッフが起こしたアクシデントを受け対応したSさん

Sさんは外科病棟の看護師長である。スタッフが、ある患者に別の患者の点滴をつなぐというアクシデントを起こした。すぐに気づいて止めたため、投与されたのは10mLほどで、患者の状態に変化はみられなかった。その患者は意識障害があり、点滴の接続間違いは認識していない。患者のキーパーソンである長男は、以前、患者が尿失禁によって病衣まで濡れている状態を発見して以来、看護師に不信感をもっており、よく苦情を言っている。昨日も点滴が漏れて刺入部が腫れているのを見つけ、「ここの看護師はダメだ」と怒っていたことに対応したばかりであった。主治医は、長男との関係をこれ以上悪化させないためにも、記録に残さず、今回のアクシデントについて黙っておくことを提案した。しかしSさんは、事実を隠すことで、長男の信頼を永久に失いかねないと考えた。また、スタッフたちに、どんなときでも専門職として正直に報告し誠実に行動すべきであることを示さねばならないと考えた。そのため、主治医を説得し、長男に事実を説明し謝罪した。

評価判定のポイント▶ アクシデントを隠しておいたほうがよいのではないかという揺らぎがある状況下でも、正直であろうとし、周囲を説得して誠実に行動している。

④「コンプライアンス」の力を高めるためのアドバイス

→ 前例に倣うことは、必ずしも正解ではない

　このコンピテンシーには、関連法規の主旨や、就業規則・ガイドラインの内容、現代の医療政策の方向性や社会の要請など、知識の有無が大きく影響する。管理者にとっては、自分自身が一スタッフであった頃とは人権への意識や社会規範が変わっており、過去に見てきた上司の対応は必ずしも行動指針とならないことを理解しておく必要がある。

→ 対応の根拠となる知識・知見を豊富に携えること

　管理研修や学術集会、自己学習などにより、新しい知識を得ることは、コンプライアンスの向上に直結する。たとえば、個人情報保護法や労働基準法、育児・介護休業法などの法規や、業務管理や人事労務管理にかかわる知識を学ぶこと、また医療政策や社会保障制度の動向を知ることは、コンプライアンスの向上に役立つだろう。

　また一般企業や他病院の不祥事などのニュースに敏感になり、企業や病院が不祥事にどのように対応しているか、社会はその対応に対してどう反応しているかを知り、そこから学ぶことも大切である。社会は企業や組織のどういうところに腹を立て、何に対しては理解を示すのかをじっくり観察することは、社会的に望ましい行動、すなわち社会規範を知る手がかりとなる。危機的場面での対応の仕方によって、その企業のガバナンスの脆弱さが露見し、長年培ってきたブランドが傷つき、信頼を大きく損なう事例もあれば、最小限のダメージで危機を乗り越え、信頼を維持する事例もある。危機的場面を自ら経験することは数少ないからこそ、他組織の事例から学ぶことが大切である

　加えて、倫理カンファレンスを実施し、日頃から倫理的感受性を高めることも、コンプライアンス向上につながるだろう。

［領域4］影響力── 人を巻き込む力

→「影響力」とは

　影響力は、人々の広範な感情の信号を受け止め、人々の心を動かし、賛同者のネットワークをつくり上げて人々の力を引き出す力である。影響力を及ぼす対象は部下だけでなく、同僚や上司、他職種、組織全体など、個人から集団まで、目的によって様々である。アクションとしても情熱的な語りや説得力のある説明、データを活用したプレゼンテーションなど、相手や状況に応じて様々である。

→「影響力」の役割

　影響力は、［領域2］思考力により描いたビジョンを［領域3］企画実行力を発揮しながら実現に向けて取り組む際に、周囲の協力を引き出したり、共に実行するために必要となる力である。また［領域5］チーム運営力において部下にはたらきかけるためにも必要となる力である。

→「影響力」の要素

　［領域4］影響力は、右の4つのコンピテンシーで構成される。

　　A 対人感受性
　　B 対人影響力
　　C ネットワーク構築力
　　　（関係構築力）
　　D 組織感覚力

［領域4］影響力
A 対人感受性

→定　義
相手の気持ち、感情を察知して的確に理解し、配慮できる。

→構成要素
① 他者の感情を察知する
② 他者の気持ちや状況を理解する
③ 他者に共感する

① 「対人感受性」とは

　このコンピテンシーは、**人々の様々な感情の信号を受け止めたり、相手の話に真剣に耳を傾け背景や気持ちを理解する力**である。明確には表現されていない複雑な感情や、行動に隠された動機を理解する力でもある。
　同じ領域の「対人影響力（領域4-B）」「ネットワーク構築力（領域4-C）」「組織感覚力（領域4-D）」の前提として必要なコンピテンシーであり、［領域5］チーム運営力にも影響する。

[領域4] 影響力

②「対人感受性」の5段階評価水準

評価段階	水　　　準
s評価	常に相手の気持ちや変化を敏感に察知して声をかけ、相手に負担をかけずに共感することができる。
a評価	常に相手の気持ちや変化を気にかけ、気になる場合は必ず声をかけ、背景を確かめ共感している。
b評価	相手の気持ちや変化が気になった場合は、必ず声をかけ、背景を確かめ共感している。
c評価	相手が伝えようとしているときは、背景も含めて理解しようとしている。
d評価	c評価に至らない。

③ 事例でみる「対人感受性」の各評価段階

c評価の例▶ スタッフから休職の申し出を受けたCさん

　Cさんは小児科病棟の看護師長である。中堅看護師のEさんが、退職して大学院に進学したいと申し出てきた。Cさんは、最近のEさんは口数が少なく、何か悩みでもあるのかと気になってはいたが、退職・進学ということを考えていたとはまったく知らなかった。話を聴くと、治療方針に倫理的問題を感じることが多く、一度現場を離れて考えたいとのことであった。

評価判定のポイント▶ スタッフが決意して意思を表明するまで、思いに気づくことはできなかったが、話を聴くことはしっかり行っている。

b評価の例▶ 元気がない新人を気にかけたBさん

　Bさんは外科病棟の看護師長である。新人が入職してから2か月が経とうとしているが、新人のうちの一人、Fさんが何となく元気がなく入職時に比べて笑顔が少なくなったようで気になっている。そこでFさんと面談すると、Fさんは泣きながら「私は覚えが悪くて迷惑をかけてばかりで、いないほうがいいんです。きっと看護師に向いていないんだと思います」と話した。

　Bさんが、FさんとプリセプターのGさんの仕事ぶりやかかわりを観察すると、Gさんがため息をついたり口調がきつくなるときがあることがわかった。そこでGさんと面談をして尋ねてみると、「自分は一生懸命教えようとしているが、なかなか思うように覚えてくれないので、ついきつく接してしまうことがある。ほかのスタッフに、新人ももう独り立ちの時期だと言われて焦っている。本当はFさんにやさしくゆっくり教えてあげたい」という。Bさんは、Gさんの焦りと葛藤に共感を示したうえで、今はFさんが自信をもつことが大切であり、指導はゆっくり進めていこうと話した。

> **評価判定のポイント▶** スタッフの様子が気になったときは話を聴き、状況を確認している。

a 評価の例▶ 育児休業から復帰したスタッフの様子を気にかけていたAさん

　Aさんは内科病棟の看護師長である。スタッフのHさんは今年度、育児休業から復帰し、日勤のみの時間短縮勤務をしている。子どもを保育所に預けてから出勤するため、朝はほかのスタッフより15分遅れて出勤し、17時には残っている仕事をほかのスタッフに引き継いで慌ただしく退勤している。Aさんは、Hさんとゆっくり話す時間をもてないぶん、毎日意識してHさんの表情や様子を観察するようにしている。

　Hさんは復帰後、忙しいながらも生き生きと仕事をしていたが、ここ数日表情が険しく、休憩時間もほとんど食事をとらずに記録をしている。気になったAさんは、Hさんの患者のフォローをリーダーナースに依頼し、Hさんと面談をした。Hさんは、ほかのスタッフが「遅く来て、早く帰る人がいると、そのしわ寄せが私たちにくる」と愚痴を言っているのを聞いたのだという。Hさんは「育児も仕事も必死でやっているのに悔しい」「できるだけ仕事を残さないように努力している」などと話した。Aさんは、スタッフの心無い言葉を謝罪し、Hさんをねぎらった。そして、スタッフに時間短縮勤務制度の主旨と、だれもがそれを利用する立場になり得ることを説明し、協力を呼びかけること、Hさんの受け持ち患者数を勤務時間で終了できるよう適正に配分することを約束し、健康のためにも休憩はしっかりとるように伝えた。HさんはAさんの提案に感謝した。

> **評価判定のポイント▶** 毎日意識してHさんを観察していたことで、Hさんの変化に気づき、悩みを傾聴し対応することができた。

s 評価の例▶ 毎朝スタッフの表情を確認しているSさん

　Sさんは外科病棟の看護師長である。毎朝、スタッフ一人ひとりに声をかけ、表情や声の調子から、体調や気持ちの波を理解することを心がけている。

　今朝はスタッフのIさんの表情が暗いことに気づいた。気になったので、昼の休憩時間にIさんと2人になったとき、何かあったのかと尋ねてみた。Iさんは、母親が乳がんの疑いがあると診断されたのだと打ち明けた。Iさんは、母親も父親もショックを受けており、ひとりっ子である自分が両親のそばにいて力になってあげたいこと、こんな気持ちで仕事をしていてはミスをしそうで、仕事を辞めたほうが皆に迷惑をかけずにすむのでは、と思っていることを話した。Sさんは、Iさんに「話してくれて、ありがとう」と伝え、さらにIさんの話を傾聴した。Sさんは、Iさんは両親の力になりたいという気持ちと、仕事を続けたいという気持ちの間で葛藤していること、Iさんが今はショックを受け不安でいっぱいであることを感じ取った。SさんはIさんに、まだ診断がついておらず、仕事を辞めるかどうかの決断

はもう少し先でよいこと、インフォームドコンセントや手術の際など、希望する日に帰省できるよう年次有給休暇を使用してよいこと、ほかのスタッフに勤務変更の協力を得るために事情を少し説明させてほしいこと、などを話した。ＩさんはＳさんのサポートに感謝し、しばらくは仕事を続けながら様子をみると話した。

評価判定のポイント▶ 毎日スタッフの様子を意識して観察していることで、スタッフのちょっとした変化をいち早く捉え、悩みを傾聴し、対応を一緒に考えることができた。

④「対人感受性」を高めるためのアドバイス

→ 他者に関心をもち、他者の立場から理解する

対人感受性は、他者に関心をもち、他者の感情を察知したり、他者の視点を理解したりする力である。このコンピテンシーが高い管理者は、多様な背景をもつ多様な人々と良好な人間関係を築くことができ、部署の運営に活かすことができる。

まずは、自分とは異なる価値観の存在を認めることが大切である。自分には理解できない行動や受け入れられない考え方についても、自分の価値観をいったん脇に置いて、相手の立場に身を置けば、「この状況ではそのように行動したのも理解できる」「この価値観をもっていれば、そのように考えるのも仕方がない」というふうに、相手の行動や考え方を受け止めることができる。

→ 傾聴し承認する

他者の感情や価値観を理解するには、他者の話に耳を傾け注意深く話を聴くこと、相手が本当に伝えたいことを理解しメッセージを受け取ることが大切である。傾聴することと承認することが不可欠であり、傾聴やコーチングの研修によってこのコンピテンシーを高めることができる。

[領域4] 影響力
Ｂ 対人影響力

→ 定　義
自分の考え、立場や目標を表明することができ、相手を説得したり納得させたりして、自部署の目標達成に必要な関係者のサポートを得る。

→ 構成要素
① 相手の特性を見抜く
② 特性に合わせた説明をし、共感を得る
③ 相手に説得・交渉を行う
④ 相手のサポートを引き出す

① 「対人影響力」とは

このコンピテンシーは、他者の共感を得たり、他者の心に響くメッセージを送ったりして、他者の心を動かし行動を引き出す力を指す。自分の内にビジョンや価値観をもち、他者の理解や共鳴を得ようとしたり、他者を説得したり納得を得たりして、目標やビジョンの達成に必要な関係者のサポートを引き出すことを意味する。

② 「対人影響力」の5段階評価水準

評価段階	水　準
s 評価	相手の特性に合わせた方法で日頃からかかわり、相手からの自主的なサポートを得ている。
a 評価	相手の特性に合わせた説得や交渉を行い、サポートを得ている。
b 評価	相手の特性に合わせ、どのように伝えると効果的かを考えて説得や交渉を行い、部分的にではあるがサポートを得ている。
c 評価	相手の特性に合わせ、説得・交渉を行い、共感を得ている。
d 評価	c 評価に至らない。

③ 事例でみる「対人影響力」の各評価段階

c 評価の例 ▶ 病棟に余裕のないなかでスタッフの不満を聞いたCさん

Cさんは内科病棟の看護師長である。先月からスタッフが2人続けて産休に入り、患者の重症度が上がったこともあり、余裕のない状況が日々続いている。スタッフからは、「なぜ自分たちだけがこんな忙しい思いをしなければならないのか」「ほかの部署では希望どおりの休みをもらえているのに」と不満の声が聞かれる。
Cさんはスタッフに、「出産は皆も将来はその可能性があることだし、応援しよう」「力を合わせて乗り越えよう」と繰り返し説明した。

評価判定のポイント ▶ スタッフの理解と協力を得るために繰り返し説明した。

b 評価の例 ▶ スタッフの力を活かそうとしたBさん

Bさんは内科病棟の看護師長である。スタッフのEさんは大学院を修了しており、日常の業務から生じた疑問を解決するために看護研究に取り組むことの重要性を認識していて、今は文献レビューに取り組みたいと考えていた。しかし日々業務に追われ、看護研究の時間を確保できず、悶々としていた。Bさんは、Eさんの力をスタッフ教育にも活かしたいと考え、今年度の部署目標に「文献を活用して全員が看護研究に取り組む」ことを掲げた。ただ実際にスタッフ全員が個々に文献検索を行い、研究としてまとめ、発表するのは難しいと考えた。Eさんに支援を依頼したところ、自分の研究時間も確保できないのにスタッフの研究をサポートすることは正直負担だと答えた。そこでBさんはEさんに、部署におけるEさんの役割や、

研究を支援することがEさんのキャリアアップや部署の看護の質向上につながること、そして、Eさんがやりたいと思っている文献研究をスタッフと一緒に取り組むチャンスでもあることをていねいに説明した。Eさんは、「できる範囲でもいいでしょうか」と言いつつも、サポートを承諾した。

> **評価判定のポイント▶** 気乗りしていなかったスタッフにそのスタッフにとっての意義を説明し、協力を引き出した。

a 評価の例 ▶ 医師に協力を依頼したAさん

　Aさんは外科病棟の看護師長である。入退院が多い部署だが、医師がその日に入院する患者の指示を出さないまま手術に入ってしまうことがしばしばあった。別の医師に頼んでも「勝手に指示を出すと嫌がられるから、担当医に聞いてよ」と言われ、夕方まで指示が出ないこともあり、スタッフは患者に申し訳ないと話していた。特にF医師はその傾向が強く、スタッフは困っていた。

　またF医師は、進行がん患者への治療方針に関する重要なインフォームドコンセントでも自分の空き時間に単独ですましてしまい、説明内容の記録も報告もないので、スタッフは患者の意思決定や精神面の支援ができないと憤慨していた。Aさんは、F医師は看護師からの注意には慣れていて、Aさんからの注意では態度を変えないだろうと感じていた。診療科長の評価は気にしているため指示には最優先で従うだろうが、AさんがF医師のことを診療科長に悪く告げ口したと受け取られると、今後、看護師との協力関係を形成するのがますます難しくなる。そこで、診療科長にはF医師の名前を出さず、手術中の指示確認など医師の負担を軽減するためにも手術日の病棟当番を決めてほしいこと、インフォームドコンセントに看護師が同席することは倫理的に重要で、患者が納得して治療を受けることは医師にとってもプラスであることを説明した。医師にとってメリットがあると聞き、診療科長は納得してAさんと一緒に仕組みを考え、その仕組みを導入してくれた。

> **評価判定のポイント▶** F医師の特性を考慮し、診療科長にはたらきかけて仕組みをつくるという方法を選んだ。また、診療科長を説得するには、医師にとってのメリットを示すことが必要だと考え、説明内容を工夫した。効果的な方法で診療科長や医師たちの行動を変容させた。

s 評価の例 ▶ 多職種で転倒防止に取り組みたいと思ったSさん

　Sさんは脳神経外科病棟の看護師長である。麻痺がある患者や認知障害のある患者が多く入院している影響で転倒発生率が高く、何とか転倒を減らしたいと思っていた。

　転倒リスクの高い患者には離床センサーを使用しているが、患者の行動を制限してしまううえ、スタッフがセンサー対応に走り回って疲弊しており、Sさんは別の対策を探していた。多職種で取り組むことで、看護師だけでは気づけない新しいア

プローチができると考えたSさんは、病棟薬剤師のGさんと、脳神経外科の患者をよく受け持っている理学療法士のHさんに相談をもちかけた。Sさんが、患者の行動制限を最小限とし、日常生活行動の拡大をサポートしながら転倒を予防したいというビジョンを説明し、力を貸してほしいとお願いしたところ、GさんもHさんも興味を示した。Gさんは、服用中の薬剤から転倒リスクが高まる時間帯をアセスメントできると話し、Hさんは、理学療法士は転倒リスクのアセスメントや安全な病室環境を整えることについてはプロであり、ぜひ協力させてほしいと話した。前向きな発言をうれしく思ったSさんは、2人が活動しやすくなるよう、看護部長に依頼し、薬剤部長とリハビリテーション部長に話を通してもらった。上司の承認を得たことで、GさんもHさんも日中から積極的に活動できるようになり、看護師の安全ミーティングに参加して一緒に転倒リスクアセスメントをしたり、転倒防止策を検討したり、文献を紹介したりするようになった。

　Hさんが、アメリカで転倒防止対策に取り組んでいる研究者が来日講演するという情報を入手したときは、Sさんは医療安全管理部の医師と看護師長も誘って、Sさんの部署のスタッフ、Gさん、Hさんと一緒に講演を聞きに行った。その後は、医療安全管理部のメンバーもSさんの部署の安全ミーティングに時々参加するようになった。Sさんは、スタッフが試行錯誤しながら楽しそうに転倒防止策に取り組むようになったこと、転倒発生率が低下傾向にあることを喜び、Gさん、Hさんに感謝の気持ちを伝えた。GさんとHさんは、自分たちのほうこそ、この活動に参加できて感謝していると話してくれた。

> **評価判定のポイント▶** 目指すビジョンに向けて多職種で取り組むため、ビジョンや期待を伝えたり、活動しやすいよう上司の承認を得たり、共に活動する場を設けたり、感謝と成果をフィードバックした。その結果、継続して自発的な協力が得られている。

④「対人影響力」を高めるためのアドバイス

→ 他者の心を打つメッセージを発する

　対人影響力は、ほかの人たちが納得したり共鳴したりして、進んで協力したり行動するようはたらきかける力である。他者を動かすのは、相手の心を打ち、行動へと駆り立てる「語り」である。語りには、ビジョンを伝え感動と共鳴を引き出す語り、危機感を共有し行動することを決断させる語り、説得力があり行動の必要性を納得させる語りなど様々なタイプがあるが、語る力、伝える力は訓練によって高めることができる。

　まずは、自分が目指すビジョンや目標、大切にしている価値観を魅力的に語る訓練をすることから始めるのはどうだろうか。魅力的な語りには準備が必要である。どのような話の流れにすると理解しやすいか、どの部分については事例を用いると聞き手が感情移入できるか、どこで根拠となるデータを示すと説得力が増すかな

ど、事前に語りをイメージすることが大切である。最初は台本として内容を書いてみるとよい。自分が過去に聞き手として感動したり納得した経験を思い出して参考にすることもできる。事前の準備をし、そのうえで実際に他者に語ること、何度も語ることが訓練になる。

→ **相手の特性に応じてかかわり方を選ぶ**

　対人影響力では戦略も大切になってくる。動かしたい相手はどのように説明すると納得するか、どのように依頼すると協力するか、どのような環境だと活動しやすいかなどを考え、戦略を立てることも必要になる。文献やデータを示すことで納得する人もいれば、印象的な事例を語ることで心を動かす人、困っている人を見ると助けずにはいられない人、自分の得意分野を頼りにされると張り切って頑張る人、上司からの依頼や命令があるまで動かない人など、様々なタイプの人がいる。相手の特性に合った方法を選ぶことは、より少ない労力で相手の自発的な協力を引き出す効率的な方策であり、互いに余計なストレスを感じずにすむメリットもある。対人感受性（領域4-A）を発揮して、自分とは異なる他者の価値観や思考パターン、行動パターンを理解することが戦略の検討に役立つはずである。

[領域4] 影響力
C ネットワーク構築力
（関係構築力）

→ **定　義**
目標達成に役立つ、友好的関係やネットワークを構築し維持する。

→ **構成要素**
① 良い人間関係を形成する
② 良好なコミュニケーションを保つ

①「ネットワーク構築力（関係構築力）」とは

　このコンピテンシーは、様々な人々と接触し、友好的な関係やネットワークを築く力である。自分の目標達成のために必要だと認識して関係を築く場合も、目的を意識せずに新しい人間関係を構築する場合もある。他者と友好的な関係を維持するためには「対人感受性（領域4-A）」が必要となる。また、新しく関係を築く際には「対人影響力（領域4-B）」が求められる。一方で、ネットワークが構築されることで「対人影響力」がより高まる側面もある。

②「ネットワーク構築力（関係構築力）」の5段階評価水準

評価段階	水　　準
s評価	院内外を問わず、自身の人脈につながる友好関係を積極的に築き、維持している。
a評価	関係部署と自由に連絡相談できる親しい関係をつくり上げ、維持している。
b評価	関係部署と良好なコミュニケーションがとれ、友好関係を維持している。
c評価	関係部署と必要時コミュニケーションをとっている。
d評価	c評価に至らない。

③ 事例でみる「ネットワーク構築力（関係構築力）」の各評価段階

c評価の例▶ 病床管理を行おうとしているCさん

　Cさんは混合病棟の看護師長である。病床稼働率が低く、緊急入院の病床として利用されることが多い。予定外の業務が増えて超過勤務が増えるうえ、診療科が混在して業務が煩雑になり、専門性も育てにくい。Cさんは、消化器、呼吸器など、2、3の診療科を中心に患者を割り振ってもらいたいと思い、それぞれの診療科の病床調整担当医に相談したが、具体的なルールを定めるには至っておらず、診療科長にはまだ相談していない。知り合いの入院センターの事務職員には、消化器、呼吸器などの診療科を優先して割り振ってほしいと依頼した。

評価判定のポイント▶ 担当診療科との調整は不十分であるが、知人の入院センターの事務職員に連絡をとり、協力を依頼している。

b評価の例▶ 部署の目標を設定し取り組もうとしているBさん

　Bさんは外科病棟の看護師長である。外来や手術部、地域医療連携部など関連部署の看護師長とは親しくしており、相談しやすい関係を保っている。

　最近は在院日数が短縮し、検査はすべて外来で終え、入院した翌日に手術をすることが増えた。また、術後は創傷処置が必要な状態でも退院し、通院で処置を継続することが主流となった。入院してすぐに手術となるため、情報収集が不足し、個別的な看護計画の展開ができなくなっていることを気にしたBさんは、外来看護師長に外来で得た情報をBさんの部署に引き継ぐ方法がないかと相談した。外来看護師長も、退院サマリーが届く前に患者が受診し、外来で処置をすることが増えたため、Bさんの部署から外来にタイムリーに情報が送られる仕組みがほしいと話した。そこで、Bさんと外来看護師長とで、どういう方法がよいか一緒に考えた。簡単な情報共有シートを作成し、週1回合同カンファレンスを開いて、これから入院あるいは退院する予定の患者について情報交換をすることになった。

[領域4] 影響力

評価判定のポイント▶ 関連部署と親しい関係を保っており、相談ができている。

a 評価の例▶ スタッフの経験や技術の幅を広げたいと考えているAさん

　Aさんは手術部の看護師長である。スタッフは60人と多いが、病棟など他部署を経験したことのあるスタッフは少ない。Aさんは常々、手術部の看護師も病棟看護を経験することで、看護技術を習得したり、生活者として患者を捉え手術看護に活かすことができると考えている。

　今年度は新人も順調に成長しており、秋以降はスタッフに余裕ができると確信できたので、副看護師長にスタッフの病棟研修について相談し、賛同を得た。看護部長にもAさんの計画を相談すると、個人の能力を伸ばすために重要なことなので進めてほしいと了承を得た。

　Aさんは外科系病棟の看護師長たちとは、定期的に話し合いを行い、看護研究や学会発表も一緒に行うなど親しく交流している。気心が知れている仲間であるため、Aさんの今の思いと計画を相談したところ、受け入れ病棟として協力が得られた。またAさんが病棟スタッフであったときから交流のある医師にも同様に相談したところ、ほかの医師にも協力をしてもらえることとなった。

　手術部のスタッフは、協力してくれた外科病棟で1週間程度の研修を経験し、それがほかの部署の看護師と連携をとるきっかけとなった。術前・術後の病棟訪問が楽しくなったという声も聞かれるようになり、研修先の病棟からも手術中のことが患者さんに説明しやすくなったという報告を受けた。

評価判定のポイント▶ 自分の思いと計画を説明し、ネットワークを利用して関連部署に協力を得て他部署研修を実現し、それがスタッフの成長につながり、さらに新しいネットワークを築いた。

s 評価の例▶ 退院支援件数が増加し、対策を考えたSさん

　Sさんは、地域医療連携部の看護師長である。退院支援が重要な業務となっている。病院をあげて平均在院日数の短縮に取り組んでおり、入院時の退院支援のアセスメントシートが導入されてから毎月の退院支援依頼件数が増加してきた。このためSさんが一番大事にしている「患者および家族が納得し、転院先あるいは在宅などで満足のいく医療を継続して受けてもらう」ということがしだいに困難になってきている。また依頼元からは「もっと早く転院先をみつけてほしい」などと退院支援に対して苦情が寄せられるようになってきている。そこでSさんは、これまでの方法の見直しを行うとともに対策を考えた。それまでSさんは、患者依頼、事例検討などで近隣の訪問看護ステーションやケアマネジャーとは連携がとれており、必要なときには力になってもらっているが、連携先が限られていることに気づいた。またほかの病院と比べると退院支援の依頼件数に対しマンパワー不足である

ことも確認した。

　Sさんはまず、これまでかかわってきた施設(紹介、逆紹介施設)すべてに改めて、Sさんの病院の状況や自宅退院件数、転院数について紹介し、今後も協力を得られるように文書を送付した。院内では、各部署の看護師長たちに声をかけ、新しい依頼や介入中の患者に関する情報を集めた。また地域医療の会合などでかかわってきた親しい仲間を通じて新しい人脈を広げ、積極的に連絡をとり、時には別の集会に参加して顔の見える関係づくりを推進した。これらの結果、それまで数週間かかっていた調整期間が半分に短縮され、患者や家族にも新しい施設を紹介できるようになり、退院支援の遅れが原因の在院日数の延長は減少した。さらに、「病床に空きがある」などと他施設からの連絡が入るようになった。

評価判定のポイント▶ それまでの人間関係を維持しながら、できることから取り組んだ結果、自身の思いを実現し、施設の目標も達成し、さらに協力を得られるようになっている。

④「ネットワーク構築力(関係構築力)」を高めるためのアドバイス

→ だれとでも挨拶ができて、会話ができるように

　「ネットワーク構築力」は、多くの人々の協力を得て円滑に組織運営を行うことを可能にする。よい人間関係を構築するための基本は、やはりコミュニケーションである。話をすることが苦手な人も、管理者の役割と考えて様々な人々と交流してみることから始めるとよい。話が合わない、考え方が違うと感じても、すぐには関係を終わらせず、連絡をとることができる関係を保つように努力するとよい。できれば、その人に興味がもてるよう、意図的に積極的にかかわるとよい。また、相手が来るのを待つのではなく、自ら新しい関係を求めて様々な場に参加し、人とのかかわりを増やすことも必要である。

→ 信頼を得る

　良い人間関係を構築するためには、信頼を得ることが不可欠である。せっかくの会話の機会をその場限りのものにするのではなく、自分の考えをきちんと伝え、相手に自分の人となりを知ってもらうことが大切である。また相手についても理解し、相手の価値観や考えを認めることを意識していると、自然と良い関係を保つことができる。

[領域4] 影響力

[領域4] 影響力
D 組織感覚力

→ 定　義
公式・非公式の力関係や風土を見抜き、効果的に活用する。

→ 構成要素
① 力関係を理解する
② 影響力の強い人を見抜く
③ 風土を理解する
④ 効果的に活用する

①「組織感覚力」とは

　このコンピテンシーは、組織の人々の力関係や政治力学を把握し、組織の風土やそのなかで働く人々の暗黙のルールや価値観を見抜き、積極的に活用していく力を表すものである。公式・非公式な力関係や風土を理解することにより、目標に対して影響力のある人を効果的に活用することができる。

　部署の運営や目標達成に必要なコンピテンシーであり、効率よく成果をあげることに影響する。

②「組織感覚力」の5段階評価水準

評価段階	水　準
s 評価	公式・非公式の力関係や文化や風土などを正確に見抜き、効果的な方法を考え、実行している。
a 評価	公式・非公式な力関係や影響力の強い人を見抜き、効果的な方法を考え、実行している。
b 評価	公式な力関係を理解しながら、依頼や報告を行っている。
c 評価	公式な関係を理解してはいるが、依頼や報告が適切に行われないことがある。
d 評価	c 評価に至らない。

③ 事例でみる「組織感覚力」の各評価段階

c 評価の例▶ 信頼する副看護師長と共に部署運営をすることになったCさん

　Cさんは今年度より外科病棟の副看護師長から看護師長に昇任した。副看護師長には内科病棟からEさんが異動してきた。副看護師長会や委員会で、いつも活発に発言しているEさんの姿を見ていたため、頼りになる人と一緒に部署運営ができると内心うれしく思っていた。

　ある日の夕方、Eさんより「患者さんがいなくなりました」と報告を受けた。すぐに院内を探すよう指示をしたが、院内をすべて探したが見当たらないとのことで

75

あった。Cさんも院内を探したがやはり発見できなかった。主治医に連絡し、患者の自宅にも電話した。3時間後に患者の家族から患者が帰宅したという連絡が入り、ほっとしたCさんは、ちょうどEさんが夜勤の日だからと安心して、夜間管理師長には連絡せず帰宅した。

　患者は主治医からすぐ病院に戻るように言われたが、病院に向かう途中で具合が悪くなり、救急車で病院の救急外来に搬送された。しかしこの患者の件は夜間管理師長も救急外来も知らされていなかったため、この患者が外科病棟の入院患者だと判明するまでに時間がかかる結果となった。翌日、こうした報告を受け、Cさんは看護師長として看護部長や夜間管理師長、医療安全管理部などに報告すべきであったことを痛感した。

　評価判定のポイント▶ トラブルが部署内だけで解決したと考えてしまい、上司や関連部署に必要な報告をしていなかった。

b 評価の例▶ 看護部長に報告するようになったBさん

　Bさんは昨年度から開設された救命救急センターの看護師長になった。救命救急センター長は日常的に一緒にいるため、何でも報告していたが、看護部長への報告はほとんどしていなかった。最近ようやく、何を看護部長に報告し、何を救命救急センター長に報告するのか、区別して報告できるようになった。看護部長に、部署の運営にかかわること、スタッフに関すること、救命救急センター内で困っている状況や課題などについて報告するようにしたところ、看護部長から部署運営の助言を受けたり、病休者が出たときは人員の補充や派遣を配慮してもらったり、満床時には病床調整の協力を得たりできるようになった。

　評価判定のポイント▶ 救命救急センターの新設により、公式な報告経路（上司）が2か所になったが、役割を区別しながら両方に報告でき、支援を得られるようになった。

a 評価の例▶ 影響力の強いスタッフを見抜いたAさん

　Aさんは外科病棟の看護師長である。5年目のスタッフFさんは大学院を修了していることもあり、問題や課題の捉え方が的確で、話し方も合理的で説得力があるため、副看護師長を含めてスタッフは一目置いていた。ただし、部署会議の場で、安全係や感染対策係が発表した計画の不備を指摘したり、目標を問い直したりするので、係が自信を失くしたり、計画の実行が先延ばしになることもしばしばあった。AさんはFさんに、部署会議の前に安全係と感染係の計画に目をとおしてアドバイスをしてほしいとお願いした。安全係や感染係には、せっかく大学院で勉強してきたFさんの知恵を借りようと話した。Fさんは、それぞれの係に目的の明確化や、チェックポイントの整理などを助言し、計画を改良することをサポートした。AさんはFさんに、係のメンバーが「頭が整理できた」「この計画なら効果が

ありそうだ」と喜んでいたことを報告し、教育的なかかわりをしてくれたことの感謝を述べた。Fさんは次の部署会議で、係が発表するのをうなずきながら聞き、スタッフたちも係の計画を承認した。

> **評価判定のポイント▶** 影響力の強いスタッフを見抜き、そのスタッフにどのようにすると効果的かを考えてかかわっている。

> **S評価の例▶** おとなしく、意見を述べようとしないスタッフに驚いたSさん

Sさんは今年度、外科病棟から内科病棟に異動してきた看護師長である。スタッフがおとなしく、部署会議でだれも意見を述べないことに驚いた。休憩時間などに一人ひとり個別に尋ねるとそれぞれ意見やアイデアを話すのだが、カンファレンスや部署会議になると黙り込んでしまい、いつもSさんの一方的な報告と説明になってしまった。仲が悪いわけではないが、スタッフは各自淡々と仕事をしており、相談やアドバイスが少ないことも気になった。副看護師長に事情を聞いてみると、前任の看護師長が部署会議では事前に議案として提出した以外のことを発言しないよう厳しく言っており、カンファレンスも看護師長の説明を聞くだけで終わっていたという。

Sさんは副看護師長に、活発に意見交換や議論ができるチームにしたいこと、受け身ではなく自分たちの問題として主体的に業務改善に取り組むようになってほしいことを伝え、部署会議やカンファレンスの場で、スタッフの発言をサポートし、発言を歓迎してほしいと話した。Sさんは、個別に尋ねたときにユニークでおもしろいアイデアを語ったGさんが、会議の場で発言してくれれば、ほかのスタッフに、どんな発言でも歓迎するという意図を伝えられると思った。また、中途採用されたばかりのHさんは、ふだん遠慮しているが倫理的感性が高く問題意識が高いため、発言してくれれば皆で考え議論するよいきっかけになるだろうと考えた。Sさんは副看護師長と作戦を練り、次の部署会議ではGさん、Hさんに意見を求め、その後、ほかのスタッフにも発言を促した。どんな意見も肯定し承認することを続けたところ、しだいにスタッフが活発に発言できるようになった。

> **評価判定のポイント▶** 部署の風土を見抜き、どのスタッフが、部署にどのような影響をもたらすかを考えて効果的にかかわり、徐々に風土を改善している。

④「組織感覚力」を高めるためのアドバイス

→ 組織の公式な力関係を理解する

看護管理者は、組織のなかの自分の位置づけを正しく理解することがまず大切である。自分をトップとする組織(自部署)については自分の立ち位置がわかりやすいが、たとえば病院の委員会のメンバーになっているときには、個人であると同時に、看護部を代表してその会議に出席していることを忘れてはいけない。会議によ

っては、患者の代弁者として、様々な医療専門職を代表して出席することもある。また、委員同士は通常、職種・職位の違いを越えて対等であることも意識しておきたい。組織図をよく眺めて、自分自身や自部署がどこに位置づけられているか、だれとあるいはどの部署と指揮命令－報告関係にあるかなどを理解することが、組織人としての出発点になる。

→ パワーバランスと風土を見抜く

組織に属する人々がどのような力をもち、どのような関係にあるかを見きわめることにより、組織の人々の力を効果的に活用することができる。組織感覚力には、組織の人々のパワーバランスと暗黙のルールを見出す力が求められる。まずは、組織をよく観察することが大切である。たとえば、だれの意見が採用されたか、物事の決定までのプロセスを観察することで、だれが真の意思決定者か、だれが意思決定者に影響を及ぼしているかを見抜くことができる。敵対関係、同調、主従関係、無関心など、メンバー同士がどのような関係にあるかに注目することも大切である。また、組織には、会議の場では職位が高い順から発言する、新人は発言しないなど、無数の暗黙のルールがあり、それらが組織の風土をつくり上げている。パワーバランスと風土を見抜くことが、組織に属する人々と効果的にかかわるときに大いに役立つ。

［領域5］チーム運営力 ── チームをまとめ動かす力

→ 「チーム運営力」とは

チーム運営力は、"思い描いているビジョンを実現するために、自ら行動するだけでなく、部下を動機づけ、統率し、活用することによって、部署を効果的に運営し、成果を生み出す行動力"である。組織と部下に対する責任を果たす、という覚悟をもって行う一連の行動といえる。

組織の方針に沿ったビジョンの策定、ビジョンの共有、部下一人ひとりを活かすためのかかわりやはたらきかけ、部下全員が役割を担い協調できるような組織化と体制の構築、実行の確認とフィードバック、目標達成状況（成果）に注目する。

→ 「チーム運営力」の役割

チーム運営力は、［領域2］思考力で描いたビジョンを実現するために、［領域3］企画実行力や［領域4］影響力を駆使してチームにはたらきかけ、チームメンバー全体の行動によって成果を生み出す総合力である。

→ 「チーム運営力」の要素

［領域5］チーム運営力は、右の6つのコンピテンシーで構成される。

- A 組織へのコミットメント
- B リーダーシップ
- C 指導・強制力
- D 育成力
- E チームワーク
- F トラブル対応

［領域5］チーム運営力
A 組織へのコミットメント

→ 定　義
自部署の利益よりも、病院全体の利益を考えて、物事を進める。

→ 構成要素
① 自分の組織に帰属意識をもつ
② 病院の利益を考える
③ 部署全体で貢献する

① 「組織へのコミットメント」とは

このコンピテンシーは、組織の目標や優先する価値に、自分自身の目標や行動を整合させようとする意欲と行動を表している。個人の目標や自部署の利益よりも組織の目標を優先させる姿勢が、部署の運営方針や日々の業務、行動、部下への指導などに表れているかに注目する。

このコンピテンシーは、職位にかかわらず組織的役割を遂行していくうえで不可

欠な力である。管理者においては、組織の目標と自身の目標との整合が図れていることが前提であり、このコンピテンシーは「個人の特性（領域1）」に属するものと捉えることもできるが、ここでは部署を運営する際に発揮される行動や方向性に注目する。

② 「組織へのコミットメント」の5段階評価水準

評価段階	水　準
s 評価	（設定なし）
a 評価	自部署より病院全体の利益を考えられるよう、部署内外にはたらきかけている。
b 評価	自部署より病院全体の利益を考えられるよう、部署内にはたらきかけている。
c 評価	病院全体の利益を考えているが、部署内へのはたらきかけが弱い。
d 評価	c 評価に至らない。

③ 事例でみる「組織へのコミットメント」の各評価段階

c 評価の例 ▶ 神経内科の入院患者に慎重な姿勢をみせるCさん

Cさんは消化器内科病棟の看護師長である。今年度、病院は90％の病床稼働率を目標とし、病床管理を強化している。空床があれば、どの診療科の患者も受け入れるという共通理解のもと、病床管理が行われている。

Cさんは日頃から、病院の方針に則り、入院の要請は断らないようにスタッフに告げていた。しかし、神経内科の患者はADLに援助が必要な患者が多く、在院日数が長い傾向にあることから、Cさんはスタッフの業務負担を考え、神経内科の患者の入院要請についてはすぐに受け入れを了承せず、他病棟を検討してもらったり、別の診療科の患者に変更してもらうことがあった。

ある朝、夜間管理師長から看護部長に、夜間に神経内科の患者の緊急入院を要請したところ、夜勤リーダーが「神経内科の患者の緊急入院は慎重にするよう言われている」とのことで、入院調整に非常に時間がかかったという報告があった。

評価判定のポイント ▶ 病院全体の方針に沿うという方針を打ち出してはいるが、自部署の利益を優先する行動が見受けられ、スタッフも同調している。

b 評価の例 ▶ 緊急入院患者の受け入れを依頼されたBさん

Bさんは消化器内科病棟の看護師長である。今年度、病院は90％の病床稼働率を目標とし、病床管理を強化している。Bさんは日頃から、病院方針に則り、入院の要請は断らないようにスタッフに告げていた。

Bさんの病棟の現在の空床は、翌日の入院予定患者のためのベッド1床のみであ

ったが、入院センターから消化器内科の患者の緊急入院の依頼があった。この日は予定の入院患者も多く、スタッフにも病休者が1名いたため、繁忙度が高かった。リーダーナースは「(緊急入院の)受け入れは無理です」と言ったが、入院センターに患者の状況を確認すると、現在内科系病棟での空床はBさんの病棟しかないこと、患者の病状はさほど重症でなく日常生活行動（ADL）の自立度も高いことなどがわかった。そこで翌日の予定入院患者のベッド調整を入院センターに依頼し、緊急入院を受け入れることとした。

リーダーナースに状況を説明し入院受け入れを指示したところ納得し、メンバーと業務を分担しながら一緒に入院準備を行い、緊急入院の患者にも笑顔で対応していた。

評価判定のポイント▶ 病院全体の方針に沿うという方針を打ち出し、実行している。スタッフにもその状況を理解させ、看護師長の指示に従って入院準備を行っている。

a 評価の例▶ 緊急入院と転棟の受け入れの依頼を同時に受けたAさん

　Aさんは消化器内科病棟の看護師長である。今年度、病院は90％の病床稼働率を目標とし、病床管理を強化している。Aさんは日頃から、病院方針に則り、入院の要請は断らないようにスタッフに告げていた。

　Aさんの病棟の現在の空床は、翌日の入院予定患者のためのベッド1床のみであったが、入院センターから消化器内科の患者の緊急入院の依頼があった。また、ICUから食道静脈瘤破裂後の患者の受け入れを依頼されていた。そこでAさんはその日のリーダーナースと相談しながら、分担して次のことを行い決定していった。

　まず、検査結果しだいで退院が決定する予定の患者のデータを主治医に確認し、その日に退院することを確定した。次に、ICUからの患者の移動についてICUの看護師長に再度確認したところ、当該患者の病状はICU適応ではなく、本人もICUの環境をストレスに感じており、ICUのベッド状況も厳しいため、移動は本日お願いしたいということであった。緊急入院患者は、これから血液検査や放射線検査などの検査をひととおりすませてからの入院となるため、そちらは3時間程度の時間の余裕があることがわかった。

　Aさんは現在空床のベッドに、まずICUからの移動患者を受け入れることを決めた。その後、退院が決定した患者に協力してもらい、空いた病床に緊急入院患者を受け入れることとした。翌日入院予定であった患者については、入院センターに別病棟への入院調整を依頼した。

　リーダーナースは、「いつ緊急入院があってもいいように、受け持ち割り振りに緊急の担当者をつけているので(緊急入院の患者さんの担当は)大丈夫です。ICUからの患者さんは、先日ICUからのステップダウンを経験したEさんにお願いす

ることにします」とAさんに話し、スタッフに状況を説明して患者の受け入れ準備を始めた。

> **評価判定のポイント▶** いつでも入院を受け入れられるよう体制を整え、スタッフにもその意識が浸透している。病院全体の利益に適う判断ができるよう、他部署との連絡調整を的確に行っている。

④「組織へのコミットメント」を高めるためのアドバイス

→ 信念をもってはたらきかける

　「組織へのコミットメント」は、前述のとおり、組織の目標や優先する価値に、自分の目標や行動を整合させる意欲と行動を表している。組織の利益を優先させた行動が求められる管理者には、特に必要なコンピテンシーである。

　看護管理者の組織へのコミットメントは、自分自身の考えや行動だけでなく、管理する部署全体にどのようにはたらきかけているか、部署全体がどのような行動をとっているかで評価される。自分自身が組織目標の意味や意義を理解し、達成できるような行動や方針を示し、信念をもって自部署へはたらきかけるということが必要である。

→ 自分の組織や仕事の価値を再認識する

　まず、組織の目標と自分の目標の整合性を意識するために、自分の所属する組織や組織の理念を、患者や家族、社会の視点から捉えてみるのはどうだろうか。人の健康や生命にかかわっている自分の組織や仕事が、いかに社会から必要とされている価値あるものであるかが再認識できるだろう。そのうえでもう一度、組織の年度目標や優先する価値を患者や家族、社会の視点から考えてみてはどうか。組織が提示する具体的な目標や、目標を達成する方法だけを理解するのではなく、その目標を達成することが、患者や家族、社会のニーズにどのように応えることなのかを捉えるのである。この過程を自部署のスタッフとともに考えてみてはどうか。スタッフにも日々の看護が組織の目標達成にどのように結びついているのか、社会にどのように貢献しているのか実感してもらうことが大切である。

→ 中長期的に物事を考える

　ただ、組織の目標について理解し自身の目標と整合できたとしても、看護管理者が悩むのは、組織の目標達成のための行動と自部署のスタッフの利益が、相反するように感じられるときではないだろうか。スタッフの繁忙度が上がること、超過勤務が発生すること、スタッフから不平や不満が聞かれることなどが、看護管理者の判断に影響するだろうと想像できる。

　そのようなときには、自分自身の行動や選択について、組織や社会に対してどのように説明できるかを意識してみるとよい。たとえば、事例にもあげた緊急入院の場合、緊急で患者が入院してこなければ、スタッフのその日の繁忙度は多少下がる

であろう。しかし病院に対する説明は難しいはずであるし、ましてや、社会に対して「看護師が忙しいため入院を受け入れることができませんでした」と説明して、理解や賛同が得られるだろうか。

　管理者は部署運営について、社会に対する説明責任があるということを肝に銘じ、もし、組織や社会から理解や評価が得られないと思うのであれば、異なる選択をするほうがよい。たとえ一時的にスタッフの繁忙度が上がることがあったとしても、長期的にみれば、自部署のスタッフの評価を高めることになり、スタッフを守ることになる。目の前の利益ではなく、中長期的にみて組織が社会から評価されること、自部署のスタッフが評価されることを意識してみると、柔軟に考えることができるようになるだろう。

→ **日頃のコミュニケーションを大切にする**

　また、スタッフの組織へのコミットメントを高めるのは、同僚や上司からの承認であり、評価である。スタッフに自身の利益や自部署の利益よりも、組織の利益を優先した行動が見られたときには、積極的に褒め、承認することが必要である。スタッフの組織へのコミットメントは、看護管理者の日々のコミュニケーションによっても醸成されていくものである。

[領域5] チーム運営力
B リーダーシップ

→ **定　義**
病院全体の方針に沿って部署の方針、戦略、ビジョンを示し、その方向に組織を動機づけ、動かす。

→ **構成要素**
① 病院の方針に沿って部署のビジョン・方針を設定する
② 方針を浸透させる
③ 部下を動機づける
④ チームを統率する

① 「リーダーシップ」とは

　このコンピテンシーは、リーダーとして組織と部下に影響を与え自らの役割を果たそうとする意思や行動力を表すものである。部下に病院の方針と自らのビジョンを、意味あるもの・価値あるものとして共感をもって理解されるよう説明するとともに、自ら行動し、部下の自発的行動を引き出す力である。

　部署のビジョンが組織の目標に沿っているか、方針が部下一人ひとりに浸透しているか、チームが協調して統率がとれるような体制を構築し、戦略的に部署が運営されているかに注目する。

② 「リーダーシップ」の5段階評価水準

評価段階	水　準
s 評価	病院の方針に沿って、関連部署に影響を与えるような方針を自ら打ち出し、部下や関連部署を意図する方向にまとめ動かしている。
a 評価	病院の方針に沿って部署の方針を打ち出し、援助や動機づけを行いながら、部下をまとめ動かしている。
b 評価	病院の方針に沿って部署の方針を打ち出し、部下を動かしている。
c 評価	部下全員に対して病院の方針などをその理由や背景を含め、伝えている。
d 評価	c 評価に至らない。

③ 事例でみる「リーダーシップ」の各評価段階

c 評価の例▶ 病院の改築に伴うスタッフの不安を受け止めたCさん

　Cさんは消化器外科病棟の看護師長である。病院の大規模改築が行われるため、Cさんの病棟は、翌月から4か月ほど閉鎖される予定である。その間スタッフは、看護部から要請のあった外来や手術部、他病棟で勤務することとなっている。病棟閉鎖間近になり、スタッフは経験のない部署で勤務することや、メンバーがバラバラになることについての不安や不満を表出するようになった。そこでCさんは、定例の部署会議を利用して、病院の改修計画の必要性、その間の経済的負担を少なくするための人員配置の工夫などを説明した。そして4か月後の大規模改築が終了したときには、改築後の新しい病棟で再び皆一緒に勤務できることを告げ、スタッフを安心させた。

　こうしてスタッフは割り振られた各部署での勤務を、大きな問題なく終えた。

評価判定のポイント▶ 病院の方針の説明によって、スタッフの不安や不満を軽減した。

b 評価の例▶ 病院の改築に伴う一時部署閉鎖を好機と捉えたBさん

　Bさんは消化器外科病棟の看護師長である。病院の大規模改築が行われるため、Bさんの病棟は翌月から4か月ほど閉鎖される予定である。その間スタッフは他部署で勤務する予定となっている。

　Bさんは今年度の部署目標を「改築中の他部署での勤務を、スタッフのキャリアアップおよび改築後の部署運営に活かす」とし、昨年度から副看護師長とともに、一人ひとりと面談し、本人の意向を聞いたうえで、部署で期待している役割を説明し、本人と話し合って閉鎖中の勤務部署を決定した。

　翌月からの勤務について多少の不安の声はあるものの、スタッフは改築後の看護体制などについて話し合いを行うなど、前向きに取り組むことができた。

　改築工事中、スタッフは割り振られた部署で大きな問題もなく勤務し、4か月後

に元気に再集結し、改築前に計画したように、部署運営を再開した。

> **評価判定のポイント▶** 病院の方針を踏まえて自部署の目標を設定し、スタッフが目標を意識して行動できるようはたらきかけた。

a 評価の例▶ 病院の改築に伴う一時部署閉鎖を部署の課題解決に活かしたAさん

　Aさんは心臓血管外科病棟の看護師長である。病院の大規模改築が行われるため、Aさんの病棟は翌月から4か月ほど閉鎖される予定である。その間スタッフは他部署で勤務する予定となっている。

　Aさんは、これをスタッフや自部署にとって成長のチャンスと考え、今年度の部署目標を「改築中の他部署での勤務を、スタッフのキャリアアップおよび改築後の部署運営に活かす」とした。スタッフに対して「短い期間だけれども目的をもって他部署で働くことができるチャンスである。院内の他部署ではどのように看護を提供しているのかを学んでほしい。4か月後に再集結するときにはその経験を活かそう」と語りかけた。そしてこの期間に経験したい部署について希望を募り、その間の目標を確認しマッチングを行った。また、現在の部署の課題について副看護師長を中心として話し合ってもらい、派遣される部署ごとにスタッフの課題として割り当てた。

　病棟閉鎖中も数回、全員とミーティングの機会をもった。

　4か月後、スタッフは元気に再集結した。そして他部署で学んだことを活かし、術前オリエンテーション方法の改善や、ペア検温の導入など、それまでの部署の課題を解決することができた。

> **評価判定のポイント▶** 病院の方針を踏まえ部署目標を立て、スタッフが自発的に取り組めるよう、それぞれに役割を与えた。またミーティングをもち、援助と動機づけを続けた。

s 評価の例▶ 一時部署閉鎖を関連部署の課題解決に活かしたSさん

　Sさんは呼吸器外科病棟の看護師長である。病院の大規模改築が行われるため、Sさんの病棟は翌月から4か月ほど閉鎖される予定である。その間スタッフは他部署で勤務する予定となっている。

　Sさんは、これをスタッフや自部署にとって成長のチャンスと考え、今年度の部署目標を「改築中の他部署での勤務を、スタッフのキャリアアップおよび改築後の病棟運営に活かす」とした。

　Sさんは、Aさんと同様にして病棟閉鎖中のスタッフの勤務場所のマッチングを進める一方で、自部署を含めて他の外科系病棟もいくつか閉鎖になり、スタッフが他部署で勤務することでスタッフの交流が進むことに着目していた。SさんはICUやほかの外科系病棟での勤務経験から、同じ病院内であっても部署ごとにローカルルールがあり、職員間のコミュニケーションが必ずしも円滑でないことを問題と考

えていた。改築とはいえ、院内のハード面が変わり、他部署の看護師と互いに交流できる機会を手順の標準化の好機と考えた。

そこでSさんは、外科系病棟、ICU、手術部の各看護師長と副看護師長にミーティングの開催を提案した。ふだん困っていることやむだであると感じていることを話し合い、標準案を考え、工事期間中、様々な部署のスタッフが一緒に働きながら、安全性や合理性、経済性などの観点から新しい手順案を検討した。

4か月後、元の部署にスタッフが戻り部署運営が再開した。それぞれの病棟で、合同ミーティングで検討した新しい手順案を行うことになり、クリティカルパスの使用の拡大やICUからの患者移動がスムーズになるなどのよい変化がみられた。外科系病棟の看護師長、副看護師長のミーティングは定着し、その後も様々な問題について話し合う場となっている。

> **評価判定のポイント▶** 病院の方針を踏まえ部署目標を立て、さらに部署を越えて共通の課題を解決する目標を立て、スタッフが自発的に取り組めるようにかかわった。

④「リーダーシップ」を高めるためのアドバイス

→ 組織・部署の目標を、自分の言葉で語る

「リーダーシップ」は、様々な領域のコンピテンシーを駆使する総合力である。ビジョンの設定や影響力などについてはほかの領域で述べられているため、ここでは、部下を動機づけ、チームを統率する、という点を中心に述べる。

フォロアーである部下を引きつけ、動機づけ統率するのは、特別な機会や場面ばかりではない。看護管理者の日常の姿からリーダーシップは始まっている。

スタッフが安心して、自己効力感をもって働くためには、組織の目標や方向性のなかで、自部署や自分に求められる役割を知り、納得してかかわり、成果を実感できることが重要である。看護管理者はスタッフが納得できるように、組織の目標や自部署の目標、方針などについて、自分自身の言葉で語ることが大切である。

ミーティングや部署会議などの機会に、スタッフに説明し伝えるためには、簡潔にわかりやすい内容を準備しておくことも大切である。スタッフの意見に耳を傾け、様々な過程で合意を得ることが必要であり、後でスタッフが見られるように、書き記したものを蓄積しておくことも透明性や公平性の担保となる。スタッフが、部署の意思決定にかかわっていると実感できることが大切であり、また、自分たちの業務が変更になった場合、その目的や意義を思い出せるようにしておくことが大切である。また、スタッフが自発的に活動でき、役割を発揮しやすくするためには、役割分担や責任の範囲を明確にしておくことが必要である。

→ スタッフ一人ひとりを大切にする

チームを統率するうえでは、チームを構成する一人ひとりのスタッフが最も重要な対象である。スタッフは、看護管理者がスタッフ一人ひとりを気にかけている、

一人ひとりの成長を願っているということがわかればこそ、安心して勤務でき、方針に共感もできるのである。リーダーシップの発揮においても、その人の変化に気づき承認や助言を与えること、つまりは日常のコミュニケーションが基本となるのではないだろうか。

→ 自分が果たそうとしていることは何かを心に留める

そして、看護管理者自身が「リーダーとして組織と部下に対する役割を果たそうとする意思」を強くもち、あきらめずに取り組んでいくためには、まず自分自身が看護管理者として何を果たそうとしているかを思い返してみるとよいだろう。自分はこの組織をどんな組織にしたいのか、自分の部署でどのような看護を提供したいと思い、部下にどのような看護師になってほしいと願っているのか、そのために自分はどのようなリーダーになりたいのか――。自分自身のより所として、これらを書き出してみてはどうだろうか。

困難にあたったときこそ、上司や同僚、部下からの意見に耳を傾け、自分自身を振り返るのである。自分が現在行っていることが、組織の目標そして自分自身の目標につながっていることを確認し、時間がかかってもあきらめずに取り組めば、必ず成果は出るはずである。

[領域5] チーム運営力
C 指導・強制力

→ **定　義**
倫理的に、または社会人として守るべき事柄に対し、職位の責任のもとに部下へ要求・指導をし、状況を好転させる。

→ **構成要素**
① 守るべき基準を伝える
② 継続的に観察する
③ 職位を活用して、効果的に注意、指導する
④ 改善されたかを確認する

① 「指導・強制力」とは

このコンピテンシーは、社会人として、あるいは専門職として、従うべきことを部下に守らせるために、職位のもつ影響力を活用することを表すものである。たとえば、患者や同僚に対する態度、身だしなみ、遅刻や報告・連絡などを指導し、好ましい状態に改善する行動を指す。一定水準からの逸脱を許さないという強い姿勢と、時に、命令や強制といった確固たる態度が求められる。

ただし、「指導・強制力」を何に対し、どのように発揮するかは、職場風土の醸成や部下の勤務意欲に大きな影響を及ぼすため、効果的かつ適切に発揮することが求められる。

②「指導・強制力」の5段階評価水準

評価段階	水　準
s評価	直接、指導・監督しなくても、部下が守るべき基準を理解し、守る風土を組織のなかでつくり上げている。
a評価	守るべき基準を明確に伝え、その基準を満たすように日頃から指導し、状況確認を続けている。
b評価	守るべき基準を明確に伝え、問題が起きたり、基準からずれてきたような場合にはそれを注意し、改善させるように指導を続けている。
c評価	問題が起きたり、守るべき基準からずれてきたような場合の注意・指導が不十分なことがある。
d評価	c評価に至らない。

③ 事例でみる「指導・強制力」の各評価段階

c評価の例▶ スタッフの勤務態度の問題点を感じていたCさん

　Cさんは外科病棟の看護師長である。スタッフのEさんは、看護師経験10年目で、看護技術は的確で知識も豊富だが、気分にムラがあり、出勤は始業時刻のギリギリになることが多く、遅刻する日もあった。スタッフに対して感情的な言動が時々みられるため、同僚はEさんに直接注意できず、Cさんに報告することもためらっていた。Cさんはその状況をうすうす感じていたが、状況を詳しく確認しておらず、本人にはっきりと注意したことはなかった。

　ある日、Cさんが夜間管理のため夕方に出勤すると、副看護師長から「今朝もEさんが3分遅れて病棟に到着しました。エレベーターが混んでいたと言っていますし、3分なので時間年休や欠勤の手続きはしていません」と報告を受けた。Cさんは「そうね。でも遅刻は遅刻だから、ちゃんと注意しないと」と、すぐにEさんを呼び、「3分でも遅刻は遅刻。次回から気をつけるように」と伝えた。しかし、その後もEさんは時間ギリギリの出勤を続けている。

評価判定のポイント▶ スタッフの遅刻に対して注意をしているが、ギリギリの出勤を容認する風潮が感じられる。スタッフの職務状況を継続して把握し、基準から逸脱する場合には、そのつど注意する必要がある。

b評価の例▶ 特定のスタッフが問題行動をするたびに注意を続けたBさん

　Bさんは外科病棟の看護師長である。スタッフのFさんは、看護師経験10年目で、看護技術は的確で知識も豊富だが、気分にムラがある。また、出勤は始業時刻のギリギリになることが多く、遅刻する日もあった。BさんはFさんが遅刻するたびに厳しく注意し、改善策を立てさせた。そして遅刻が3回目となったとき、B

さんはFさんに「この遅刻の状況は職務怠慢と判断されても仕方がない。また感情的になって同僚を傷つける発言は、人間の尊厳を尊ぶ看護師にあるまじき行為です」と告げた。

　副看護師長やリーダーと話し合い、Bさんが不在のときに遅刻やあまりに感情的な発言があった場合には、副看護師長やリーダーからその言動を注意し、状況をBさんに報告することとした。そして、報告を受けた後は、Bさん自身が必ずFさんに事実確認をするようにしたところ、Fさんの遅刻はほとんどなくなった。

評価判定のポイント▶ 副看護師長やリーダーとともに継続して職員の職務状況を把握し、基準から逸脱する場合には、そのつどタイムリーに注意を与えている。

a 評価の例 ▶ 個人情報に対するスタッフの姿勢を問題視したAさん

　Aさんは内科病棟の看護師長である。ある日、スタッフのGさんが高度の貧血のため病院内の別の病棟に入院した。病状を心配したほかのスタッフたちが、こぞって電子カルテでGさんの情報を閲覧するという事態が起こった。発覚のきっかけは、昼休憩中のスタッフが「Gさんて、小さいときにお父さんを亡くしているんだね。そんなこと知らなかったね」と会話していたことであった。

　これを受けてAさんは緊急の部署会議を開き、「職務上の必要がない患者の情報に、同僚だからという理由でアクセスすることや、得た情報を個人的な興味で話題にするのは、病院職員の倫理にも看護職の倫理にも抵触することである。自分がされていやなことは、人にもしないのが鉄則。情報を得られる立場だからこそ自分を律することが必要である」と告げ、スタッフに自己の行動の振り返りをさせた。

　その後、Gさんの電子カルテへのアクセス状況を確認したが、アクセスした履歴はなかった。Gさんのカルテを閲覧したスタッフは、自発的にGさんに謝罪しに行った。

　この事案のあとで、別のスタッフが出産のために病院内の産婦人科病棟に入院したため、Aさんは個人情報と倫理について再度説明し、電子カルテへのアクセス履歴に目を通して不適切なアクセスがないことを確認した。

評価判定のポイント▶ 個人情報の保護について事例をとおして注意を与え、そのことを題材に話し合いをもち、自分たちの行動を考えさせた。また、同じような事例が発生しそうな場合に早めに注意し、状況を確認している。

s 評価の例 ▶ 職業人として大切にすべきことを常にスタッフへ伝えているSさん

　SさんはICUの看護師長である。日頃からスタッフに対し、時間厳守（5分前行動）や、患者や家族に対してだけでなく職員間でのあいさつや言葉づかいにも心を配ることなどが、職業人として大切であると言い続け、時に厳しく指導してきた。また、自身もそのモデルとなるように振る舞っており、スタッフにもその意識が浸

透してきた。

今ではSさんが不在の日でも、<u>スタッフが自主的に</u>互いに気持ちよく働けるよう、あいさつやていねいな言葉づかいを心がけており、副看護師長やリーダーナースがそれを確認し、<u>必要なときには注意している</u>。

> **評価判定のポイント▶** これまで直接の指導・監督を行ってきた結果、部下が守るべき基準を理解し、逸脱したときには注意し合うなど、指導・基準を守る風土が醸成されてきている。

④「指導・強制力」を高めるためのアドバイス

→ 指導・強制力をはたらかせることは自分の役割であると理解する

「指導・強制力」は、職位の強制力をはたらかせてでも、部下に対し、専門職として、また社会人として守るべき水準を遵守させるという強い姿勢が求められる。

このコンピテンシーを高めるためにまず心得ておきたいことは、問題がある場合に、スタッフに対して指導・強制力をはたらかせることができるのは、職位にある看護管理者であればこそであり、適切に職位がもつパワーを発揮することは自分の重要な役割であると腹を決めることである。

→ 従うべき基準を共有する

では、従うべき水準、問題となる行為や言動とはどのようなことか――。法律や就業規則を理解し遵守することはもちろんであるが、社会人としての規範や、看護職としての倫理についても考える必要がある。これは、自身の職業観や倫理観を見つめ直す作業である。スタッフとともに日頃から考え、「従うべき基準」を共有しておく必要がある。職場で問題になっていることや、これでいいのだろうかと思うことなど、倫理カンファレンスや病棟会などの機会を用いて、皆で話し合ってみるとよい。こうして話し合える職場づくりこそ、求められるものではないだろうか。

→ 逸脱行為に対しては毅然とした態度で向き合う

もしも、規則に対する逸脱行為や、他者の尊厳や権利を尊重していないと感じられる言動があった場合には、スタッフによって対応の仕方が異なってはいけない。対応方針を決め、その方針については副看護師長とも共有しておく必要がある。また事案によっては、看護部管理室への連絡や報告が必要である。

スタッフに改まって注意を与えるのは、看護管理者にとってストレスの高いことであるが、本人に行動変容を求めるための面接の場では、毅然とした態度で接する。決して立ち話ですませてはいけない。もし不安がある場合は、面接の進め方や場の設定などについて、看護部管理室や先輩看護師長にアドバイスを求めるのもいいだろう。文献では得られない臨場感のある具体的な助言が得られるかもしれない。

→ まず自分自身が手本となる

なお、指導・強制力を発揮するためには、自身が「専門職として、組織人として従うべき水準を遵守していること」が大前提であることはいうまでもない。スタッ

フから良きモデルとして信頼を得られるよう努めている看護管理者の姿が、このコンピテンシーの発揮を容易にするのではないだろうか。

[領域5] チーム運営力
D 育成力

→定　義
部下の目標や能力を理解し、段階的な学習の機会を提供しながら効果的にかかわる。

→構成要素
① 部下の成長や変化に関心を寄せる
② 部下の目標や個別性を理解する
③ 到達したい看護師像を共有する
④ 短期的・長期的な教育場面を設定する
⑤ 効果的なフィードバックをする

①「育成力」とは

　このコンピテンシーは、部下の将来を見据え、看護師としての成長に意図的にかかわる行動を表すものである。部下の仕事に対する目標や看護師としてのキャリア形成を理解し、自己実現のために個々の特性に応じて段階的に学習の機会を提供しながら、根気よく部下の育成にかかわっているかを示す。

　看護の仕事は人によって提供されるものであり、部下の育成は管理者に最も期待される基本的なコンピテンシーである。部下をどのように理解し育成するかによって、将来、部下が看護師として自律して働き続けられるかどうかを左右する。

②「育成力」の5段階評価水準

評価段階	水　準
s 評価	長期的に部下がどのような能力を身につければよいのかについて明確な到達イメージとキャリアパスを共有し、それに従った計画的な育成を行っている。
a 評価	部下がどのような能力を身につければよいか明確な到達イメージを共有し、段階的な学習の機会を提供しながら効果的にかかわり、フィードバックし育成している。
b 評価	部下に関心を寄せ随時学習の機会を提供しながら、効果的にかかわり、フィードバックする。
c 評価	部下に関心を寄せ随時学習の機会を提供している。
d 評価	c 評価に至らない。

3 事例でみる「育成力」の各評価段階

c 評価の例▶ 夜勤リーダーを担えるスタッフの不足に気づいたCさん

　Cさんは内科病棟の看護師長である。副看護師長と情報共有しながら、新人の育成にかかわっている。勤務割り振り表の作成にあたっては、新人が夜勤を一緒に組む相手や、1年目対象の必修研修に参加できるように配慮していた。入職から3か月が経過すると、新人も成長し、4人での夜勤であれば先輩に相談し指示を受けながら、それなりに業務を任せられるようになってきた。

　そうしたなか、夏季休暇の時期となり、5年目以上のスタッフが9月に集中して休暇を希望してきた。勤務割り振り表を作成してみると、夜勤リーダーになれるスタッフがいない日が数日あることに気がついた。夜勤リーダーは5年目以上のスタッフがなることにしていたが、今年度は5年目以上のスタッフは全体の半数しかなかった。そこで、9月に夏季休暇を希望してきたスタッフに休暇の日程を調整するよう伝えた。

　また副看護師長に相談し、急遽、4年目のスタッフが夜勤リーダーを担えるよう、オリエンテーションの計画を立てるよう指示した。4年目のスタッフには、この機会に夜勤リーダーを経験し、今後役割を担うようになってもらいたい旨を伝えた。

評価判定のポイント▶ 問題が発覚してから、必要な役割を担う人材の育成に取り組んでいる。

b 評価の例▶ 次年度から夜勤リーダーとなるスタッフの育成を行ったBさん

　Bさんは外科病棟の看護師長である。次年度の人員配置の発表があり、次年度の体制を検討しはじめた。次年度は新人が4名加わり、5年目以上のスタッフが全体の半数以下となる。次年度に4年目となるスタッフは4名いるが、全員にプリセプターを担ってもらおうと思っている。しかし5年目以上のスタッフには育児中や妊娠中で夜勤を免除されている者がおり、4年目となるスタッフに夜勤リーダーも担ってもらう必要がある。

　そこでBさんは副看護師長に相談し、新人が入職する以前の3月から順次夜勤リーダーオリエンテーションを計画してもらった。次年度に4年目となるスタッフには、「4月からは、プリセプターとしての役割もあるが、夜勤リーダーとしての役割も担ってほしい」と伝えた。夜勤リーダーオリエンテーションが終わってから、4年目となるスタッフ一人ひとりから、実施状況と感想を聞いた。また、夜勤オリエンテーションを担当したスタッフからも状況報告を受けた。すると、「Eさんは、まだ部署全体の状況を把握できていないので、リーダー核のスタッフのサポートが当分必要だ」とのことであった。Eさん本人も「全然できなかった。チームの状況が把握しきれず、自分のことで精一杯だった」と話した。そこでEさんに対し、副看護師長とともに面接を行い、「リーダーを経験すると全体をみる力が身につく。ここで夜勤リーダーをあきらめるのではなく、何度か夜勤リーダー見習い

を行って、6月下旬にはリーダーの役割ができることを目指そう」と話した。

評価判定のポイント▶ 計画的に人材育成を進めており、看護師個々にフィードバックを行っている。

a 評価の例▶ キャリアアップを望むスタッフにかかわったAさん

　Aさんは眼科病棟の看護師長である。6年目のスタッフFさんは、友人が交通事故で脳死状態になった経験から、ドナー移植コーディネーターを目指したいと期首の面接時に話していた。

　5月に病院内でドナー移植コーディネーターの募集があり、Fさんはこの機会にぜひ応募してみたいと申し出てきた。ただ、事故などで急死した患者を看護した経験は一度もなく、そのような患者の家族とも接したこともないので不安であるとのことであった。これに対しAさんは、まずはICUや救命救急センターでの看護経験を積んでみたらどうかと提案をした。しかしFさんは、それまで部署異動の経験もなく、ICUや救命救急センターで働く自信もないとのことである。そこで、AさんはFさんにドナー移植コーディネーターになりたいという自分の気持ちを整理し、どのような段階を踏んだらこの夢を実現できるのかもう一度考えてくるようにと伝えた。

　後日Fさんから、ドナー移植コーディネーターとして活躍している人の話を聞いてみたいという前向きな申し出があり、応募する決断をしたとのことであった。ICUや救命救急センターへの異動については、今秋に希望を出してみるとのことであった。応募の結果、Fさんはドナー移植コーディネーター候補として選ばれた。そして、次年度ドナー移植コーディネーターの研修を受けることになり、今秋に救命救急センターへの異動が決まった。自分で決めた道であるから、異動についても、もう不安は口にせず、頑張ると張り切っていた。救命救急センターには、現在ドナー移植コーディネーターとして活躍しているスタッフがおり、目標にしたい、とのことだった。異動後はスピードについていけない時期もあり、Aさんに相談することもあったが、徐々に環境にも慣れて相談に来る回数も減り、次年度にはドナー移植コーディネーターの研修を無事に修了した。

評価判定のポイント▶ 部下に一方的に学習機会を提供するのではなく、対話をとおし、考える時間を与え、段階的にかかわることで、自身の進路の決断に導いている。また、その後の支援も継続的に行っている。

s 評価の例▶ スタッフ育成の取り組みの具体策を考えたSさん

　Sさんは手術部の看護師長である。60名ものスタッフを抱え、どのように育成していくか悩んでいた。あるとき、書店でマネジメントに関する書籍を探していたところ、小集団活動について書かれた文献にめぐり会った。この内容を参考にスタ

ッフの育成に取り組むにあたって、副看護師長4名それぞれをリーダーとしてスタッフを4チームに分けてはどうかと考えた。

　さっそくSさんは副看護師長を集め、スタッフ育成のためのチーム活動についての構想を伝えた。副看護師長のGさんより、「臓器別のチーム編成にすると、様々な手術に対応できるスタッフが育たないから、夜勤のときに困る。従来どおり経験事例を積み上げていく方法がよい」と強い反対意見が出た。そこでひとまず、翌週に再度話し合うこととした。

　Sさんは翌日、Gさんと個別に話をする機会を設けた。Gさんは、「現行の経験事例を積み上げていく方法では、広く浅い知識と技術は身についても専門性が育たないことはわかっている。でも、3年目までに全臓器の手術を経験するという基準を入れてほしい。4年目以上のスタッフを専門性ごとにチーム分けし、1〜3年目のスタッフは、エルダー、プリセプター別に4チームに分け、定期的にチームを動くようにしてはどうか」という具体的な案を出してくれた。Gさんは、副看護師長のなかで最も若く、自己主張が強いために、他の副看護師長からは敬遠されていた。そこでSさんは、せっかくよい案をもっているのだから、他の人にも賛同してもらえるよう、自分の考えをまとめた資料を作成し、次の話し合いで提示するようGさんに指導した。そして、Gさんにすぐれた思考力を活かすためには自分のアイデアを他者に支持してもらえるように伝える力、すなわち対人影響力（領域4-B）を身につけることが管理者としての成長のカギになると伝えた。

　そして迎えた2度目の話し合いの場では、Gさんが図式化してきた育成チームのモデルはわかりやすく、他の副看護師長からの賛同も得られた。チームについては各副看護師長の得意分野を中心に分類し、1〜3年目のスタッフのチーム異動は看護師長が副看護師長と話し合って決めるということで意見がまとまった。話し合い終了後、Gさんは「自分の意見に賛同してもらうためにはどうしたらよいか休み中も考えました。話し合いのなかで、自分の提案がさらに良い方向に進んでいき、一つのまとまった形ができてよかったと思います」とSさんに話してくれた。

　評価判定のポイント▶ 次世代の管理者として副看護師長の育成にかかわり、自分の意見を資料という形にまとめて提案し賛同を得るという成功体験へと導き、本人のコンピテンシーを高め、自信につなげている。

④「育成力」を高めるためのアドバイス
→ 個人として、組織人として、双方からの育成を意識する

　「育成力」は、看護という仕事に一緒に取り組むスタッフへの教育的なかかわりである。管理者の場合、病院理念を実現するための看護の提供は、スタッフをとおして行うことになる。"育成"には、スタッフ個人のキャリア形成を意図した育成と、看護チームの集団としてのチーム力の育成がある。個人としての育成には成功

したが、組織人としての育成に失敗する場合もある。スタッフ育成の際には、看護師としてのスキルアップと組織人としての行動力を高めることを同時に行う必要がある。また、育成方針を管理者とスタッフとで共通認識することが大切で、スタッフとのコミュニケーションが重要となってくる。

→ スタッフ一人ひとりの状況を把握しておく

スタッフの仕事の状況を観察し、気がついたことを書き留めておくとよい。また副看護師長など他者からの情報も参考にし、スタッフと直接面談し、本人が何を目指しながら看護という仕事をしているのかを把握することも有効である。スタッフが何を目指しているのか把握できれば、スタッフが目指す看護師像に近づくための学習機会や経験を提供することができるだろう。相談を受けても、すべてについて解答を与える必要はなく、スタッフ本人に考える時間・余地を与えること、スタッフの自発的な言動を待つことも大切である。

スタッフの言動の変化を感じ取ったときには、時機を逃さずに良い点は褒め、注意しなければならない点は気付かせ、考えさせるようにはたらきかけることも必要である。この積み重ねが効果的なフィードバックへとつながる。スタッフの言動が変容し、成長を実感できたときに、管理者としての喜びを感じられるのではないだろうか。

[領域5] チーム運営力
E チームワーク

→ 定　義
部下が目標達成に向けて相互理解をし、協調的な行動がとれるようかかわる。

→ 構成要素
① 部下の個別性を把握する
② 部下に各自の特性・目標達成に向けた役割を理解させる
③ 他者の特性・目標達成に向けた役割を理解させるように部下にかかわる
④ 各自の特性を活かしつつ、協力させる
⑤ 人的環境を整える

① 「チームワーク」とは

このコンピテンシーは、部下が集団のなかで自身のもつ力を発揮しながら、目標達成に向け協調的に他者とかかわることができるよう、人間関係や周辺環境を調整する力を表す。このコンピテンシーが高い管理者は、部下たちに相互理解と友好的な協調関係を築かせ、集団に一体感をもたらす。それぞれの部下が集団のなかで互いに同じ目標に向かい、他者の力を信じ、自発的に協調して、仕事をするようにな

れば、高い成果をあげることができる。
　チームワークと協調性は管理者が部署運営するうえで基本的なコンピテンシーである。特に看護師の場合、他職種ともかかわりながら、医療チームの一員として、看護の力を発揮することが期待されるため、このコンピテンシーは重要である。

② 「チームワーク」の5段階評価水準

評価段階	水　準
s評価	部下の個別性を把握して、各自の特性を活かしつつ、相互理解のうえでそれぞれがチーム内で役割を果たせるような環境を整え、目標達成に向けて協調的な行動がとれるようかかわっている。
a評価	部下の個別性を把握して、チーム内で役割が果たせるような環境を整え、目標達成に向けて協調的な行動がとれるようかかわっている。
b評価	部下がチーム内で役割が果たせるような環境を整え、目標達成に向けて協調的な行動がとれるようかかわっている。
c評価	部下がチーム内で役割を果たせるような環境調整が不十分である。
d評価	c評価に至らない。

③ 事例でみる「チームワーク」の各評価段階

c評価の例▶ リーダーナースに部署の目標に対する計画立案を依頼したCさん

　Cさんは外科病棟の看護師長である。今年度の目標として処置前後の手指消毒の徹底をあげ、感染対策係を中心に取り組むよう、リーダーナースのEさんに依頼した。Eさんは日頃から課題に対して計画的に物事に取り組み、成果をあげていた。
　さっそくEさんは、感染対策係のスタッフFさんとGさんと一緒に、処置前後の手指消毒を徹底させるための計画を立案することにした。Eさんがスタッフに手指消毒の実施状況に関するアンケートをとることを提案したところ、FさんとGさんは「アンケートだけでは、実際に手指消毒を行っているのかわからない」「スタッフはペアでケアをしているのだから、互いに手指消毒の確認をすればいい」と意見を述べた。しかしEさんは、アンケートをとることを譲らなかった。FさんとGさんは納得できないままアンケートの作成に協力することになった。2人とも「けっきょくアンケートを作成するのは私たちなんだから。Eさんは口だけで何もしない」と不満を漏らしながら、アンケートの準備をしていた。その様子を見たCさんは、Eさんに2人の意見をきちんと聞いたのか確認すると、Eさんは「2人はアンケートについては反対していたけれど、最初にアンケートをとって、スタッフの手指消毒への認識を確認するべきだ」と答えた。Cさんは「だけど、Eさんが提案したのにアンケート作成をFさんとGさんに任せっぱなしはよくないわね」と

注意を促したが、Eさんは即座に強い口調で「FさんもGさんも協力すると言っていました！」と言い返した。Cさんは、FさんとGさんに「Eさんは、あなたたち2人がアンケート作成に協力してくれたことを感謝し、2人なら安心して任せられると評価していた」と伝えたが、2人とも釈然としない表情であった。

> **評価判定のポイント▶** 両者の仲をとりもとうとしたが、効果的にかかわることができず、感染対策係のチームワークを高めることはできなかった。

b 評価の例 ▶ 部署の目標に向けての取り組みをリーダーナースに依頼したBさん

　Bさんは内科病棟の看護師長である。今年度の目標として処置前後の手指消毒の徹底をあげ、感染対策係を中心に取り組むよう、リーダーナースのHさんに依頼した。Hさんは日頃から課題に対して計画的に物事に取り組み、成果をあげていた。

　さっそく、Hさんは感染対策係のスタッフIさんとJさんと一緒に、処置前後の手指消毒を徹底させるための計画を立案することにした。Hさんがスタッフに手指消毒の実施状況に関するアンケートをとることを提案したところ、IさんとJさんは「アンケートだけでは、実際に手指消毒を行っているのかわからない」「スタッフはペアでケアをしているのだから、互いに手指消毒の確認をすればいい」と意見を述べた。しかしHさんは、アンケートをとることを譲らなかった。IさんとJさんは納得できないままアンケートの作成に協力することになった。2人とも「けっきょくアンケートを作成するのは私たちなんだから。Hさんは口だけで何もしない」と不満を漏らしながら、アンケートの準備をしていた。その様子を見たBさんは、Hさんにアンケートの実施にこだわる理由を尋ね、IさんとJさんが納得して作業ができるようていねいに理由を説明したり、意見を取り入れたりすることが必要だと伝えた。Bさんはまた、そもそもアンケートは、アンケートでしか調べられないことを調べるときに用いるべきで、手指消毒については実態を調べることが必要ではないかと話した。IさんとJさんに任せっぱなしではいけないと注意した。Hさんは、IさんとJさんともう一度話し合いをし、意識調査と実態調査を組み合わせることになった。

> **評価判定のポイント▶** Hさんの考えを確認し、HさんがIさんとJさんと協調して感染対策係の目標を達成できるよう、チームワークの不具合を調整している。

a 評価の例 ▶ 検査のパス作成を部下に依頼したAさん

　Aさんは消化器内科病棟の看護師長である。6年目のスタッフKさんは昨年、内視鏡検査のクリニカルパスを5例作成した。その経験を活かし、今年度は内視鏡検査の患者用クリニカルパス5例の作成を依頼することにした。Kさんは一人で物事を進める傾向があるので、患者用パスを作成するにあたっては、後輩育成のために、4年目のスタッフLさんとMさんの2人と協力して作成するように伝えた。

Kさんは自分で作成計画を立て、LさんとMさんに2例ずつ作成するよう分担した。2人は「作成見本がないと作れません。見本を見せてください」とKさんにお願いをしたが、Kさんは医療者用パスを見本に作成すればよいと説明をした。この様子を見てAさんは、Kさんに、「あなたは医療者用パスを昨年作ったから、要領はわかっているけど、LさんとMさんには初めての作業です。まずは3人で1例を一緒に作ってみたらどうか」と提案した。LさんとMさんは「そのほうが助かります」と答えた。Kさんは「それなら上部消化管内視鏡下粘膜下生検の患者用パスを一緒に作ってみます」と言って、入力が得意なLさんに患者用パスのフォーマットの入力を依頼した。Mさんには患者にわかりやすい説明文を考えるように依頼した。そして、Kさんは3人で項目ごとに患者用にどう変換するとよいか検討することとし、2人に意見を求めながら作業を進めていった。話し合うことで新しいアイデアが次々生まれて、一人で作成するより、完成度の高い仕上がりになった。Kさんは、一人で作成するより日数はかかったが、3人で作成してよかったとLさん、Mさんに伝えた。残りの4例については、Kさんが2例、LさんとMさんがそれぞれ1例ずつ、各自が翌週までに作成してくることにした。

> **評価判定のポイント ▶** いつものように一人で物事を進めそうになったKさんを制し、後輩を育てつつ、一緒に取り組む方法を助言している。そのあとは、Kさんを信じ、本人にチームワーク形成を任せ、達成感を経験させている。

> **S 評価の例 ▶** スタッフの力を合わせようと呼びかけたSさん

　Sさんは外科病棟の看護師長である。部署には、育児中で時間短縮勤務をしているNさん、大学院の社会人コースに就学中のOさんがいる。Nさんは2時間の短縮勤務で早く帰るため、その後の仕事はほかのスタッフが引き継ぐことになる。また、Oさんは金曜日と土曜日は1日授業があるため休みが固定され、夕方に授業がある木曜日は日勤で、仕事を定時に終えて帰っている。急に勤務変更が必要な場合でも、夜勤ができる曜日が限定されるため、スタッフから徐々に不満の声が聞かれるようになった。

　そこでSさんは、NさんとOさんに、育児あるいは学業との両立は、これからの看護師の役割モデルであり、限られた時間でもしっかりと力を発揮して堂々と働く姿を示してほしいこと、同僚たちへ感謝の気持ちを忘れず伝えてほしいこと、業務の分担や引き継ぎの方法は見直しが必要であることを伝えた。そして、部署会議でスタッフ皆に「私はスタッフの皆に看護師になってよかったと思ってほしい。人の命と生活を支える仕事だからこそ、育児も介護も自分の生活も大切にしてほしい。学び続けることは看護師の責務だから、Oさんのように大学院に通う看護師が後に続くことを望んでいる。それぞれに助けてほしい時期がきっと訪れる。そのときは互いに助け合おう」と語りかけた。

[領域5] チーム運営力

　Nさんは看護実践能力が高く、リーダーナースとしてのキャリアも長いため、リーダー業務と新人指導を中心に行ってもらうことにした。Oさんには、木曜日の仕事の分担方法を考えるよう伝え、また、今年度看護研究を行っているグループの文献検索や統計処理のアドバイザーを依頼した。このほかにも、家族看護の勉強会に通っているスタッフに事例検討のファシリテーションを依頼するなど、スタッフの関心や得意な領域を考慮しながら役割を割り当てた。

　評価判定のポイント▶ スタッフが相互理解・相互支援のもとで、個々の強みや特性を生かしながら仕事ができるようはたらきかけている。

④「チームワーク」の力を高めるためのアドバイス

→ 集団として動くよう、内部に目を配る

　「チームワーク」は、部署のスタッフらと一緒に看護という仕事に取り組むうえで必要不可欠な要素である。個々のスタッフがチームのなかで、生き生きと自分の力を発揮しながら、他のスタッフと協調し、目標に向かって行動できるように調整するのが管理者の役割である。そのためには、スタッフ個人の能力や行動の特性を理解し、チーム内で役割を果たせるよう教育的にかかわることが必要である。チームが充実し、集団としての活動が円滑に進むよう、内部の環境にも注意し、時にはメンバーの入れ替えなどを行い、チームの活性化を図ることも効果的である。管理者にはスタッフ個人の理解とチームという集団の理解が求められる。

→ スタッフ一人ひとりについてよく知る

　まず、管理する集団に属している個々のスタッフの能力や行動の特性を、ふだんの仕事の状況から把握すること、スタッフ本人から、何を目指しているのか、何か悩んでいることがあるのかを聴くことが大切である。

　また、何か物事を進めるときに、力を発揮できそうなスタッフの組み合わせを考えておくとよい。構成メンバーにより、個々の力が相互に発揮され、より効果的な集団活動につながるので、メンバーとするスタッフの選択は重要である。そして何より、集団で活動する場合、活動目的を的確にスタッフに伝えることを心がけるようにする。

→ 相互に高め合える環境を整える

　スタッフが互いを尊重し、協調的にかかわるためには、まず自らがスタッフの価値を認め尊重することが大切である。スタッフにそれぞれのもつ力や価値を言葉で伝えることも効果的である。また、わからないこと、必要なことは、声をかけ合い確認するよう、日々自らが先頭に立って実行するとよい。すると、自然と相手の行動が見えるようになり、集団のなかでの自分の立ち位置も見えてくる。そしてやがて、集団のなかで自分の役割を見出し、自発的に役割を果たせるようになれば、円滑に物事が進み、互いに充実感が得られるようになるだろう。

［領域5］チーム運営力
F トラブル対応

→定　義
トラブル内容を認識し、双方の気持ちや見解を聞き、合意形成を図る。

→構成要素
① 双方の意見を聞く
② 見解の相違を理解する
③ 全員が是認できる合意点を見出す
④ トラブルの内容により、適切な部門と連携する

① 「トラブル対応」とは

　このコンピテンシーは、**対人関係でトラブルが発生した場合に、関係者が問題を共有し、理解し合い、再び良好な関係を構築できるように調整を図る力**を表す。そのためには、何が問題でトラブルが発生しているのか、その根本を捉えることが大切である。双方の意見に耳を傾け、見解の相違を理解し、状況を整理することから取り組むことが基本となる。そこから関係者全員が問題を共有し、理解し合えるよう対話を促し、合意形成を図り、対人関係が修復されるよう行動する。

　対人関係のトラブルは職場内の人間関係だけではなく、対患者、対家族といった顧客との間でも発生する。トラブルを円滑に対処し、人間関係を良好に調整する管理者の能力は、スタッフにとっても、患者や家族にとっても、不幸な事態を避け、本来の信頼関係と恩恵をもたらす大切な力である。

② 「トラブル対応」の5段階評価水準

評価段階	水　準
s 評価	双方の気持ちや見解を聞き、必要時、他部署と連携し合意形成を図り、より良好な関係を築き上げ、同様のトラブルが起きないよう対処している。
a 評価	双方の気持ちや見解を聞き、必要時、他部門と連携し、合意形成を図り、良好な関係を築けるようにかかわっている。
b 評価	トラブル内容を確認して双方の気持ちや見解を聞き、合意形成を図る。
c 評価	トラブル内容を確認して双方の気持ちや見解を聞き、合意形成を図るまでにはいかないが、その場を収められる。
d 評価	c 評価に至らない。

[領域5] チーム運営力

③ 事例でみる「トラブル対応」の各評価段階

c 評価の例 ▶ 新人指導の方針でぶつかり合う部下をみかけたCさん

　Cさんは内科病棟の看護師長である。新人スタッフのEさんの育成について、エルダーのFさんとプリセプターのGさんとで方針が異なり、Eさんが困惑している様子に気づいた。日勤終了後、FさんとGさんがスタッフステーションで話しているのが聞こえた。FさんはGさんに対し、「朝は点滴準備より、患者さんへのあいさつと1日のスケジュール確認が先でしょ。どうして点滴準備から始めさせるの。Eさんが混乱するでしょ」と問い詰めていた。Gさんは、「9時から化学療法前の制吐薬を点滴する患者さんがいるのに、どうしてあいさつからなんですか。Eさんの技術では8時半から点滴をつくらないと9時に間に合いません」と反論していた。

　Cさんは、2人を呼びとめ、話し合いの場を面談室に移し、それぞれの意見を聴いたうえで、「Fさんが言っていることも、Gさんが言っていることも、それぞれ一理あります。でも、Eさんはどうしていいか混乱しています。教育計画に沿って進めなさい。それに、スタッフステーションで言い合っていると、Eさんもほかのスタッフにも悪影響を及ぼすからやめなさい」と2人に話した。2人は「わかりました」と返事をした。

評価判定のポイント ▶ スタッフステーションでの言い合いは止めたが、合意形成は図られていない。

b 評価の例 ▶ 困惑した新人の相談を受けたBさん

　Bさんは内科病棟の看護師長である。新人スタッフのHさんの育成について、エルダーのIさんとプリセプターのJさんとで方針が異なり、Hさんが困惑し、Bさんのもとへ相談にやって来た。Hさんは、「Iさんには、引き継ぎが終わったらまずは受持ち患者さんにあいさつしながら1日の予定を説明してくるように言われています。でも今日、Jさんからは、まずは点滴を準備して、それから患者さんのところに行きなさいと言われました。指導内容が違っていると、どうすればいいのかわからなくなります。IさんとJさんが私のことで口論になるのもストレスで……」と話した。

　Bさんは、IさんとJさんを面談室に呼び出し、Hさんがストレスを感じていることを伝えた。Iさんは「Jさんとの方針の違いがHさんの混乱を招いてしまったようですね。でもやはり点滴準備より、あいさつと1日のスケジュール確認が先だと思います」と言った。Jさんも「Hさんには悪かったと思いますが、点滴をきちんと準備しておいて、化学療法を時間どおりに進めることもその患者さんにとっては大切です」と言った。Bさんは、「Iさんの言っていることも、Jさんの言っていることも、それぞれ一理あります。Hさんが混乱したのは、2人がなぜそのような

101

行動をとるように言ったのか、理由がわからなかったからではないですか。2人ともきちんと理由と優先順位についてHさんに説明してあげてください。でも、まずは今の教育計画を確認しましょう」と話した。IさんとJさんが、Bさんと教育計画を確認すると、今は1日の流れを学ぶ時期で、化学療法の点滴を一通り管理するのは2か月後の目標になっていた。Jさんは、自分の期待が現時点では高すぎたことに気づいた。Iさんが、点滴調製の技術を習得させるため、昼の点滴はHさんに作成させようと提案した。

評価判定のポイント▶ 双方の意見を聞き、それぞれ承認し、着眼点を示して教育計画についての合意形成を図った。

a 評価の例 ▶ 当直医師と部下の衝突に対応したAさん

　Aさんは救急外来の看護師長である。6年目のスタッフKさんは夜勤のリーダーであった。本日の内科当直のL医師とKさんはふだんから折り合いが悪い。その日、救急患者の連絡が入ったが、L医師となかなか連絡がつかなかった。L医師は何の連絡もなく、20分以上遅れて救急外来に現れた。患者の処置がすんだ後、このような状況が何度も続いていることからKさんは、「こちらから連絡した場合は、PHSに必ず出てください。患者さんを待たせることになりますし、その間に状態が悪化したらどうするのですか」とL医師に注意した。ところがL医師は、「PHSに出なくとも救急外来には来るんだからいいと思うけど。こっちも入院患者の対応ですぐにPHSに出られないこともあるんだ。一方的にそう言わなくてもいいだろう」と反論した。Kさんは、「病棟で手が離せない状況なら、病棟の看護師にこちらへ電話を入れてもらってください。こちらもそれなりに対応しますから」と言い放った。

　翌朝Kさんは、Aさんにこの件について報告した。Aさんは、L医師からもKさんの態度について苦情を受けていた。そこでKさんに次のように話した。「内科のL医師から、Kさんに一方的に責められたと連絡があった。私も、あなたの言い分はもっともだと思う。だけど、L医師に一方的に言ってもかえって意固地になるだけで効果的ではない。L医師は昨日急患が来たとき、病棟でせん妄患者の対応をしていて、忙しかったようだ。しかしそういうときは病棟看護師を通じてでも連絡がほしいこと、救急外来のスタッフは医師の診断と指示がないとできることが限られ、不安と責任を感じながら医師を待っていることを忘れないでほしいと伝えておいた。L医師は、『Kさんにはいつも遅いと注意されているけど、昨日だけは勘弁してほしかった。でも、患者のことを思えばああいう言い方になるよね』と少し反省はしていた」。

　Kさんは、「毎回のことなので、つい昨日は感情的に言ってしまいました。L医師の言い分もきちんと聞いて受け入れるべきでした」と言った。

その後、L医師が救急外来に顔を出したとき、Kさんは「この前は感情的な言い方をしてすみませんでした」と謝罪すると、L医師も「待たせず連絡するようにするから、これからもよろしく頼むよ」と答えた。

> **評価判定のポイント▶** Kさんの気持ちもL医師の気持ちも受け止め、それぞれの思いを代弁することで相手の立場を気づかせ、双方の関係を良好に維持するようにかかわっている。

S評価の例▶ 外泊から戻った患者とスタッフとのトラブルの報告を受けたSさん

　Sさんは外科病棟の看護師長である。6年目のスタッフMさんが、患者のNさんより「外泊から帰ってきたら、朝食がテーブルの上に配られている。どういうことだ。私は昼食から頼んでおいたはずだ。まさか昨日の夕食も出ているということはないか。前の入院でも同じことがあった」とクレームを受けた。Mさんが食事オーダーを確認すると、外泊の入力がされていなかった。Mさんが「Nさん、すみません。外泊のために食事を止める入力がされていなかったようです。申し訳ございませんでした」と謝罪するとNさんは、「またか。こんな簡単なこともできないのか。食事料金はどうなるんだ。前の入院のときは頼んでいない食事料金が請求されていた。師長に事情を聞きたい」と怒りをあらわにした。

　SさんはMさんより、Nさんからのクレームについて報告を受けた。すぐに昨日担当だったスタッフのOさんに状況を確認し、医事課にも前回入院時に外泊中の食事料金の請求があったかどうかを確認した。Oさんは新人で、外泊時の食止め入力をそれまでにしたことがなかった。

　Sさんはこれらの事実・結果を整理し、Nさんのもとを訪室した。そのときもまだ朝食がオーバーベッドテーブルの上に置いてあった。Sさんは最初に、「Nさん申し訳ございません。まだ食事も片づけられていなかったのですね。担当看護師にも注意をしておきます」と対応についてお詫びした。Nさんは「すべてがこんな状況ですよ。入院していても動ける患者の対応はしなくていいと思っているんだね。せめて外泊から帰ってきたら、外泊中の様子がどうだったかとか、確認しに顔を見に来てくれればいいのに。これから手術をしてこの体を任せるというのに、こんないい加減な看護師で大丈夫なのか。師長さん、食事の匂いで充満している部屋はどうですか。それと外泊中の食事代の件はどうなりましたか」とため息混じりで話した。Sさんは、Nさんのいら立ちの一番の理由は看護体制への不安だと気づいた。そして、「食事の匂いがこもった部屋は不快ですね。すみませんでした。外泊時の食事を止める入力については、不慣れな者が担当したうえ、確認する体制が不十分でした。本当に申し訳ありません。今回の件については栄養管理室と医事課に連絡を入れて食事料金は請求しないよう調整しています。前回の外泊時の食事料金については、医事課の事務担当者が確認しだい、ご説明に参ります。今後の再発防止についてスタッフ皆で話し合います。そして、何よりNさんが安心して手術を受け

られるよう、看護体制を整えていきます」と説明した。Nさんはきちんと話を聞いてもらい、落ち着いた様子であった。

> **評価判定のポイント▶** 患者とのトラブル対応において、病院側の言い分を患者に一方的に説明するのではなく、患者の思っていることを傾聴し、理解する姿勢を示している。今後の対応についても誠意をもって説明し、一貫して冷静な態度で患者に対応して患者の気持ちを落ち着かせている。患者との関係を良好に保つことがスタッフを守ることにつながる。

④「トラブル対応」の力を高めるためのアドバイス

→ 関係した人たちの考えを整理する

「トラブル対応」は、対人関係で発生した問題を関係者の意見を理解しながら解決し、円満に関係修復を図る対処行動である。関係者それぞれの意見を聞き、気持ちや要求、またなぜその言動に至ったかを理解する作業が必要である。共通点と相違点を整理し、合意形成が図れるよう、互いの関係を調整していく。スタッフ間だけでなく、患者や家族とのトラブル対応にも、この段階をたどった対応が効果的である。冷静に問題を整理し、関係者にわかりやすく伝えることで、トラブルの原因が明らかになり、互いを理解し、良い関係が生まれる可能性もある。

→ どちらが正しいかを判断するのではなく、双方を理解する

まず、他者の話に耳を傾け、事実と同時に気持ちを理解しようとすることを心がけるとよい。話を聞きながら、自分の理解が正しいのか相手に問いかけながら確認することも大切である。その際、言動や表情、声の調子の変化をよく観察し捉えておくとよい。その積み重ねが他者を理解する能力の向上につながる。対人関係でトラブルが発生した場合、どちらが正しくどちらが間違っているのかをすぐに判断をするのではなく、それぞれが事実をどう認識し解釈しているかを捉えようと心がけることが大切である。そうすれば、互いの共通点や相違点を見出しやすくなる。また、事実とその解釈・誤解を識別することができる。

そして、何より自身の人間性を高め、多様な価値観や考え方を受け入れられるよう、ふだんから読書や映画鑑賞などで追体験したり、人との交流を深めたりすることが、このコンピテンシーを高める良い方法となる。

第3章

コンピテンシーを活用した
看護管理者の能力開発と実践支援

I コンピテンシー評価導入時の制度設計

1. コンピテンシー導入の目標の確認

新しいことを導入する際は、必ずといっていいほど負担が伴い抵抗が生じる。だからこそ、"それでも導入するのはなぜか"と、そのねらいと目標を確認することは、これらの負担や抵抗を乗り越えてコンピテンシーの導入を成功させる原動力となる。

「管理者らが生き生きと働き、高い成果を出せるよう、能力を開発したい」「次世代のリーダーたちを今から育成しはじめたい」「管理者選考のプロセスを透明化し、適任者を昇任させる仕組みをつくりたい」「管理者らが組織の価値観を共有し、体現するようになってほしい」といったようなねらいと目標を再確認することが、コンピテンシー導入を進める力になるだろう。

2. コンピテンシー・モデルの決定とカスタマイズ

コンピテンシーを導入すると決めたら、まずはどの職位(あるいはどの職務)を対象として導入するかを決定し、その職位のコンピテンシー・モデルを定めなければならない。

実は、コンピテンシー・モデルの開発手法には様々な種類がある。マクレランドやスペンサーらが行ったような、インタビューや観察によってゼロからコンピテンシー・モデルを開発する方法(職務コンピタンス評価法)は、その職務に最適なモデルを開発できるが、多大な時間と労力を要する[1]。この負担を減らすために、被評価者にレポートを提出してもらい、その内容を分析する方法(修正職務コンピタンス評価法)もあるが[2]、被評価者の負担が大きいうえ、自己報告は実際の行動と食い違っていることもあり、無意識で行っている重要な特性が抽出されないこともある。また、これらの2つの方法は、現在や過去の成功につながった特性は把握できるが、これから重要となるかもしれない特性は抽出できないという弱点もある。

そこで、現実的な方法として、他で開発された既存のコンピテンシー・モデルをそのまま利用する方法(一般モデルオーバーレイ法)や、適合性を確認して用いる方法(一般モデルカスタマイズ法)がある[3]。これらは、開発の負担を格段に減らすことができる。また、現在の自施設では抽出できていないが実は重要なコンピテンシ

ーを漏らさずに含むことも期待できる。ほかにも、現在何をしているかだけでなく、将来的に重要になりそうな行動をコンピテンシー・モデルに反映する手法（システム法）もある[4]。

　管理者のコンピテンシー要件は職種を超えて共通していることがわかっており[5]、本書を含め、看護管理者用に開発されたコンピテンシー・モデルは、施設の違いを超えて共通して利用できることが期待される。

　本書では、看護師長用のほか、巻末付録（p.122～126）に副看護師長用のコンピテンシー・モデルを紹介しているので、ぜひ活用していただきたい。もちろん、必要に応じて、自施設により適合するようカスタマイズすれば、いっそう効果的に人材マネジメントに活用することができる。

　コンピテンシー・モデルを決定したら、各コンピテンシーの評価基準を定める作業が必要である。たとえば、本書第2章で紹介したコンピテンシー・モデルはそれぞれ5段階の評価水準を設けているが、これにより、評価者間で評価の差が生じにくくなる。そうすることで自己評価・他者評価ともにあいまいさや迷いが減り、短時間で評価を実施できるようになり、評価の負担が減る。また評価者と被評価者で評価結果を共有しやすく、効果的にフィードバック面接ができること、上位水準の評価基準を次の行動目標にできること、組織の理念あるいは価値観につながる行動規範を示せることなど、ほかにも様々な利点がある。コンピテンシー名が示され、その能力について「十分である」から「十分でない」のたとえば5段階で評価する場合と比べれば、これらのメリットがいかに大きいかがわかるだろう。しかし、各評価基準の内容が現場とかけ離れたものであれば、こうしたメリットも損なわれてしまう。必要に応じ、自施設に合う内容に修正することをお勧めしたい。

3. コンピテンシーの学習会

　コンピテンシーは、看護管理者にとってまだ新しい概念である。コンピテンシー・モデルのなかにも、あまりなじみのない概念が含まれている。このため導入にあたっては、コンピテンシーとは何か、なぜ導入するのかを対象者らに十分説明する必要があり、各コンピテンシーの概念を学習する場も必要である。

　東京大学の2つの附属病院でコンピテンシーを導入した際は、看護管理者対象の説明会を複数回開き、コンピテンシーの概念と導入目的を説明した。試行調査の結果、「わかりにくい」という回答が多かった概念については、看護管理者のグループワークで、その概念に該当すると思われる行動を出し合い、日頃の実践と結びつけながらその概念を理解できるようにした。このようなグループワークはコンピテンシー評価導入後も有効である。各コンピテンシーについて、現場で実際にどのように行動することがそのコンピテンシーの発揮といえるのか、実例を報告し合うこ

とが、管理実践を学ぶ場にもなっている。本書第2章において事例を多く取り入れたのも、各コンピテンシーが何を評価しようとするものなのかを具体的にイメージできるようにしたいという意図があり、その行動の背景にある思考や価値観などの特性も一緒に伝えたいと考えたからである。

4. 一貫性のある人事制度の設計

岡田は、コンピテンシーを活用・展開するためには、評価だけ、教育だけ、などと特定領域のみにコンピテンシーを取り入れるのではなく、「コンピテンシーを軸として、人事の各制度(採用／配置／人材育成／評価／処遇など)が、それぞれ一貫性のある有機的な構造となっている」ことが大切だと指摘している[6]。彼は、組織戦略に応じて求められる人材を明確化する際(ポイント1)、各人の能力を見きわめて適材適所に配置・任用する際(ポイント2)、一貫性のある人材育成をする際(ポイント3)、そして、一貫性のある処遇をする際(ポイント4)にコンピテンシーを活用できると述べている。

岡田はまた、「どのような制度であれ、運用・定着なくしてその成功は有り得ない」とし、運用・定着を進めるうえでは、当事者となる現場の職員の意識が重要だと述べている。図3-1のように、管理者側が職員にコンピテンシー導入の目的と人事制度全体の基軸としてコンピテンシーを活用することを明示し、職員と共有しながら一貫性をもってコンピテンシーを運用することが成功のカギを握っている[7]。

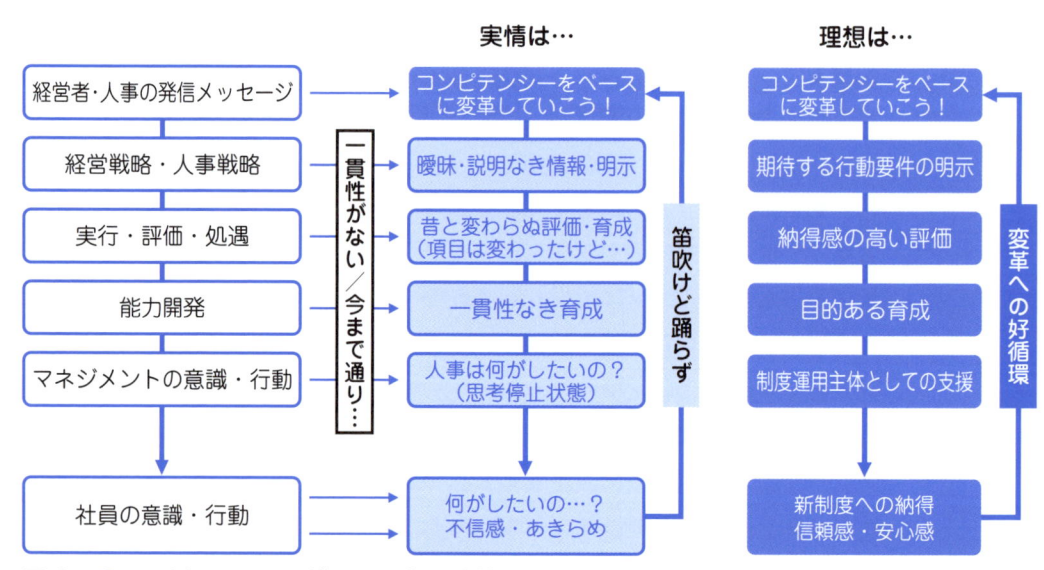

図3-1●コンピテンシーの導入の理想と実情

岡田浩治：コンピテンシーマネジメントの実際，産業・組織心理学研究，21(1)：52, 2007. より引用

5. 具体的な運用にあたって

　ここでは、実際にコンピテンシー・モデルを導入する際に、どのような点を重要視するとよいのか、人事制度の目的別にポイントを紹介する。

① 管理者選考

　東京大学の2つの附属病院では、看護管理者の選考にはコンピテンシー・モデルを用いた他者評価を資料として用いている。日々の職務に必要な知識は比較的短期間で習得できるので、知識で評価するよりも、その後の長い期間、管理者としての役割発揮・成果に影響するコンピテンシーで評価することが望ましいためである。たとえば、副看護師長候補者の場合は、通常受けているキャリアラダー評価に加えて、上司から副看護師長用のコンピテンシー・モデルを用いた評価を受ける。優秀なスタッフナースであっても、看護管理者に必要なコンピテンシーを備えているとは限らない。外部から直接、看護管理者を採用する場合は、過去の成功例や失敗例を語ってもらい、必要なコンピテンシーを有しているかを判断することになる。

　コンピテンシーのなかには、開発が比較的容易なものもあれば、難しいものもある。たとえば「チーム運営力（領域5）」は登用後に開発されることも期待できるが、「個人の特性（領域1）」には開発が難しいコンピテンシーが多いため、登用時にはある程度の水準を満たしていることが望ましい。

② 能力開発

　能力開発には、一人ひとりの仕事の様子を期待水準と照らし合わせて評価し、その結果を本人にフィードバックし、十分に説明し納得を得て、優れた点を伸ばし、課題については改善するようはたらきかける作業が不可欠である[8]。コンピテンシー・モデルは、看護管理者として成果を出すために大切なスキル、知識、特性が行動としてどのように発揮されるか、その期待水準を明示したものであり、能力開発に役立てることができる。

　自己評価や他者評価で確認された、現状のコンピテンシーの水準と、自らが期待されているコンピテンシーの水準とのギャップに気づくことで、自己の課題を明確にできる。現状の一つ上の水準はこれからの行動目標になる。また、これから看護管理者を目指す人は、将来、自分に必要となるコンピテンシーを知り、学習を始めることができる。

　また、コンピテンシー・モデルは、評価者と被評価者に共通のフレームワークを提供する。日常の管理実践場面での行動や態度、発言が、どのコンピテンシーの発揮と関連しているかがわかるようになり、そのことについてのフィードバックやコミュニケーションが容易になる。たとえば、看護師長が副看護師長に、「さっきの

緊急入院の連絡が入ったときの発言は「組織コミットメント」が低かったのではないか。私としては、あなたに副看護師長として、病院全体の利益を考えて、スタッフにはたらきかけられるようになってほしい。スタッフの前ではもっと別の言い方ができたのではないか」など、具体的な実践について評価と期待水準を伝えることができる。

このような OJT(on the job training)だけでなく、多くの看護管理者が共通して苦手なコンピテンシーがあれば、そこに重点をおいた Off-JT を企画することができる。コンピテンシーに注目することで、受講者のニーズに合った、しかも最終的には管理の成果に結びつくと期待される内容の管理研修を開催できる。

③ 配置・任用

ところで、看護管理者にも個性があり、得意なコンピテンシー領域、苦手なコンピテンシー領域も様々である。コンピテンシー評価を活用すると、どの管理者をどこに配置・任用するかについて考えることができる。たとえば、スタッフのモチベーションが下がっている部署には「影響力(領域4)」の高い看護師長を異動させ、病棟再編などで変革が必要となる部署には「思考力(領域2)」「企画実行力(領域3)」「チーム運営力(領域5)」が高い看護師長を配置することが考えられる。

看護師長と副看護師長の組み合わせにも、コンピテンシーを活用できる。「影響力」は高いが「思考力」が弱い看護師長には、「思考力」の優れた副看護師長を組み合わせることで、その部署が高い成果をあげることが期待できる。

④ 評価・処遇

管理の仕事は成果で評価されるが、さほど苦労しなくてもよい結果が出ることもあれば、悪条件下では能力のある看護管理者が多大なエネルギーを投じても、その年度内に結果が出ないこともある。しかし、評価期間内に結果が出なかったとしても、コンピテンシーの発揮は、スタッフの育成や職場の活性化、業務効率の向上などの変化をもたらし、中長期的な成果に結びつく。

成果評価だけでは公正な評価とはいえず、未来に向けて種をまいたことを評価するためにコンピテンシーに注目したプロセス評価を組み入れることで組織にとっての損失を防ぐことができる。優秀な看護管理者を組織につなぎとめるためにも、また次世代の優秀な看護管理者を育てるためにも、成果評価とコンピテンシー評価を組み合わせて処遇を決定することが重要である。

⑤ 価値観・行動規範の浸透

コンピテンシー・モデルは看護管理者の行動規範であり、これを評価に用いるとき、その背後にある価値観も一緒に伝えられる。単に、評価や教育、配置、昇任の

ツールとして用いるのではなく、組織が、どのような価値観をもち、どのように思考し、どのように行動する管理者を求めているかを伝えるものであり、「このような管理を行っていく」という決意の表明でもある。

たとえば、本書第2章で紹介したコンピテンシー・モデルには「コンプライアンス（領域3-E）」というコンピテンシーがある。これは、開発当初は「法令遵守」というコンピテンシーであったが、医療過誤や個人情報の漏洩、職員の労務管理などの問題に対処する際、社会規範に照らし合わせて公正で適正な行動を選択しようとする姿勢が重要であることに気づかされ、平成25年度に「コンプライアンス」へと定義と内容を見直した経緯がある。私たち一人ひとりが社会の一員として、社会規範に照らし合わせて行動し、社会的信用に応えていこうという決意を表明したものであり、評価に取り入れることで、管理者共有の価値観として浸透させることを目指している。

Ⅱ コンピテンシー評価の進め方

1. コンピテンシー評価の考え方

個人の職務行動の現状をどう評価するのか、また過去に設定した目標の達成度をどう評価するのか――、コンピテンシー評価の機会は、同時に管理者の指導・育成の機会であり、「価値観」の共有の機会でもあることをまず認識しておきたい。

そして、各コンピテンシーの概念を理解し、それぞれが意味するところを理解することが不可欠である。

2. コンピテンシー評価を成果につなげるために

対象者に自己の行動特性・思考パターンを認知してもらい、コンピテンシー評価を行って能力を開発させ発揮させるためには、次のことが前提として必要である。

① 被評価者が、コンピテンシーの概念について理解する
② 評価者自身が、コンピテンシー評価について理解を深める
③ 適切な面接技法を習得する
④ 評価面接時に効果的なフィードバックをする
⑤ 評価面接後に継続的・定期的な指導を行う

3. 評価面接の流れ

① 自己評価

　まずは被評価者自身が、コンピテンシー評価表を用いて、ふだん自分が管理者として行っている行動パターン・思考パターンについて自己評価する。被評価者には、各コンピテンシーを発揮した場面を思い浮かべながら、自己評価していくように指導する。

② 他者評価

　次に、自己評価を終えたコンピテンシー評価表を用いて上長などが他者評価する。たとえば副看護師長の他者評価は、看護師長が行う。看護師長の他者評価は、副看護部長が行う。自己評価と他者評価の両方が記載され、対比できるものを用意するとよい。自己評価と他者評価が食い違う部分は、評価面接でていねいにフィードバックする必要がある。評価に必要な具体的なエピソードが出てこない場合は、評価面接で確認してから評価することを忘れてはいけない。なお東京大学では、他者評価は一次評価者、二次評価者の２段階実施することになっている。

③ 評価面接

　評価面接の際には、b評価の者であれば、どのような行動・思考ができればa評価に上がるのか、イメージがつかめるよう具体的に説明するとよい。すなわち、日々の管理実践における指針として、コンピテンシーの評価面接を活かせるようにする。

　また、評価面接の際は、能力拡大のためにどのような努力をするとよいかについても、アドバイスできるとよい。たとえば「概念化（領域２-Ｄ）」の能力に対しては、日頃から広い視野をもって情報を得る努力をすることをアドバイスする。新聞を毎日読む習慣をつけるなど、あまり興味のない分野や、一見すると関係ない分野の情報だと思っていても、何かしらのつながりがあることがわかってくるだろう。もちろん診療報酬にかかわる動きなどの情報を得て、それにより病院の経営方針はどう変化するのか、また部署のスタッフ数はどう変化するのか、などといったことにもアンテナを張り、視野を広くもって思考が拡大されるよう指導していく。

　面接では、「あのとき、あの場面でのあなたの行動は、副看護師長として役割を果していたか」というように、具体的な場面を振り返り、評価し、次にとり得る行動を示していくことが必要となる。こうした指導を行えば、次に同じような場面に遭遇した際には、被評価者がその場面でとるべき行動を自ら選択できるはずである。すなわち、評価面接が学びの場となり、行動変容までつなげることができるよ

うになるはずである。評価を通じて被評価者が自発的に望ましい行動をとれるようになることを目指している。

評価面接での留意点は、コンピテンシー評価はとっている行動や思考の方法を評価するものであり、人格否定にならないようにすることである。また、コンピテンシー評価を用いる利点は、とるべき職務行動が明確になることである。しかし、評価項目が求めている内容について理解していないと、面接の場で求めている行動を明確に伝えることができないため、効果的ではない。

④ 異議申し立て

被評価者は、評価に対して納得できなければ、異議申し立てができるようにしておく必要がある。納得できない評価は、被評価者の成長にも適正な処遇にも結びつかないからである。面接後でも、異議があるとき、自分にとって納得できないことがある場合には異議申し立てができること、またその場合、だれがどのように評価するかも合わせ、あらかじめ明文化して示しておくとよい。

たとえば、副看護師長が看護師長の他者評価に納得できないときには、「看護部人事担当者に異議の申し立てができる」などと明文化しておく。自己評価が高い者が、他者評価において低い評価を受けたことに納得できないことが起こり得る。その際は、担当者が日頃の行動・思考パターンやエピソードについての情報を収集して評価面接を行うことになる。

⑤ 継続的・定期的指導（フィードバック）

評価面接後は、実践場面において適宜継続的な指導を行うことになる。たとえば、評価面接で指摘された行動が改善した場面があったときには、よい行動であったとフィードバックするとよい。

なお評価面接は、中間評価、期末評価と2度施行する。期末評価では、次年度の課題を明確にし、期首面接時に本人の目標を確認できるようにしておきたい。

III コンピテンシー評価による自己開発

看護部としてコンピテンシー評価が導入されていない場合でも、看護管理者が自らの能力を開発するため、個人的にコンピテンシー評価を活用することができる。

看護管理者の学習機会は、管理実践場面にこそある。日常の様々な機会を捉えて、自らがとった行動・思考について振り返り、本書に示したコンピテンシーの各

評価基準に照らし合わせて評価を行うことで、自分の課題を明確にし、次の行動へとつなぐことができる。

　管理者になると、他者から指導を受ける機会は格段に減ってしまう。コンピテンシーを意識することで、自己を成長させ続けることができ、そして管理者にとって非常に重要な使命である、次世代の育成を効果的に行うことができる。

文献一覧
reference

はじめに

1) ライル・M. スペンサー，シグネ・M. スペンサー著，梅津祐良，他訳：コンピテンシー・マネジメントの展開，完訳版，生産性出版，2011.
2) 松下博宣，樫原美恵子：クリニカルラダー・人材開発システム導入成功の方策；看護部活性化・良質の看護サービスの決め手，日総研出版，2004.
3) 虎の門病院看護部編：看護管理者のコンピテンシー・モデル；開発から運用まで，医学書院，2013.
4) ダニエル・ゴールマン，他著，土屋京子訳：EQリーダーシップ；成功する人の「こころの知能指数」の活かし方，日本経済新聞社，2002.
5) Boyatzis, R.E.：The Competent Manager；A Model for Effective Performance, Willy-Interscience, New York, 1982.
6) 永井隆雄：業績評価基準としてのコンピテンシー，産業・組織心理学研究，21(1)：81-85, 2007.
7) ダニエル・ゴールマン著，土屋京子訳：EQこころの知能指数，講談社，1998.

第1章

1) 加藤恭子：日米におけるコンピテンシー概念の生成と混乱，産業経営プロジェクト報告書，34(2)：1-23, 2011.
2) 海保博之監，山口裕幸編：コンピテンシーとチーム・マネジメントの心理学〈朝倉実践心理学講座6〉，朝倉書店，2009, p.1-20.
3) 永井隆雄：業績評価基準としてのコンピテンシー，産業・組織心理学研究，21(1)：81-85, 2007.
4) 前掲1).
5) ウィリアム・マーサー社：実践Q&A戦略人材マネジメント，東洋経済新報社，2000.
6) JMAM日本能率協会マネジメントセンター：用語辞典．http://www.jmam.co.jp/column/column14/index.html（平成26年6月11日アクセス）
7) McClelland, D.C.：Testing for competence rather than for 'intelligence.', American Psychologist, 28(1)：1-14, 1973.
8) McLagan, P.A.：Competency Models, Training and Development Journal, 34(12)：22-26, 1980.
9) Boyatzis, R.E.：The Competent Manager；A Model for Effective Performance, Willy-Interscience, New York, 1982.
10) ライル・M. スペンサー，シグネ・M. スペンサー著，梅津祐良，他訳：コンピテンシー・マネジメントの展開，完訳版，生産性出版，2011.
11) 前掲7).
12) 前掲10).
13) McClelland, D.C., Dailey, C.：Improving officer selection for the Foreign Service, McBer and Company, Boston, 1972.
14) 前掲9).
15) 前掲2), p.86-107.
16) 前掲10).
17) 前掲2), p.37-52.
18) 松下博宣，樫原美恵子編著：クリニカルラダー・人材開発システム導入成功の方策；看護部活性化・良質の看護サービスの決め手，日総研出版，2004.
19) 虎の門病院看護部編：看護管理者のコンピテンシー・モデル；開発から運用まで，医学書院，2013.
20) 労務行政研究所編集部：人事考課制度の最新実態；処遇への反映，考課要素のウェート構成からフ

ィードバックの実施状況まで，労政時報，3797(11)：14-39，2011．

21) 野嶋佐由美，中山洋子，他：平成22年度先導的看護大学改革推進委託事業「看護系大学におけるモデル・コア・カリキュラム導入に関する調査研究報告書」，2011．

22) 日本学術会議健康・生活科学委員会看護学分科会：高度実践看護師制度の確立に向けて；グローバルスタンダードからの提言，2011．

23) 武村雪絵：「人を活かす」制度の考え方；人事考課の基本と師長の役割，看護管理，22(2)：94-98，2012．

第2章

領域1-D

- ケリー・パターソン，ジョセフ・グレニー，他著，本多佳苗，他訳：ダイアローグスマート；肝心なときに本音で話し合える対話の技術，幻冬舎ルネッサンス，2010．

領域1-E

- 中原淳編著，荒木潤子，他著：企業内人材育成入門；人を育てる心理・教育学の基本理論を学ぶ，ダイヤモンド社，2006．
- 中原淳，金井壽宏；リクレクティブ・マネージャー；一流はつねに内省する，光文社新書，2009．
- ケリー・パターソン，ジョセフ・グレニー，他著，本多佳苗，他訳：ダイアローグスマート；肝心なときに本音で話し合える対話の技術，幻冬舎ルネッサンス，2010．

領域1-F

- 中原淳編著，荒木潤子，他著：企業内人材育成入門；人を育てる心理・教育学の基本理論を学ぶ，ダイヤモンド社，2006．
- 中原淳，金井壽宏；リクレクティブ・マネージャー；一流はつねに内省する，光文社新書，2009．

領域4-B

- 虎の門病院看護部編：看護管理者のコンピテンシー・モデル；開発から運用まで，医学書院，2013．
- ライル・M．スペンサー，シグネ・M．スペンサー著，梅津祐良，他訳：コンピテンシー・マネジメントの展開，完訳版，生産性出版，2011．

第3章

1) アントワネット・D．ルシア，リチャード・レプシンガー著，遠藤仁訳：実践コンピテンシーモデル，日経BP社，2002，p.42．
2) 前掲1)，p.42．
3) 前掲1)，p.42-43．
4) 前掲1)，p.43．
5) ライル・M．スペンサー，シグネ・M．スペンサー著，梅津祐良，他訳：コンピテンシー・マネジメントの展開，完訳版，生産性出版，2011，p.254．
6) 海保博之監，山口裕幸編：コンピテンシーとチーム・マネジメントの心理学〈朝倉実践心理学講座6〉，朝倉書店，2009，p.37-52．
7) 岡田浩治：コンピテンシー・マネジメントの実際，産業・組織心理学研究，21(1)：51-54，2007．
8) 前掲5)．

巻末付録① コンピテンシー評価表

看護師長用 （対象：看護師長、副看護部長、看護部長）

評価期間	平成　年4月1日～平成　年3月31日

部署名	
氏　名	

期首面接	平成　年　月　日
中間評価	平成　年　月　日
最終評価	平成　年　月　日

一次評価者	
二次評価者	

［領域1］個人の特性（管理者として備えるべき特性）

コンピテンシー	定　義	構成要素	評価	内　容	中間評価 上段：自己評価 中段：一次評価 下段：二次評価	最終評価 上段：自己評価 中段：一次評価 下段：二次評価
A 信念の維持	看護観・倫理観に裏づけられた信念・良心に基づき、一貫した言動をとる	①看護観・倫理観に基づいた信念・良心をもつ ②信念・良心に基づいて行動する ③柔軟に対応しながらも一貫した言動をとる	s	状況に合わせ、柔軟に対応しつつも、自らの信念・良心に基づいた一貫した言動を維持し、周囲にも自分の考えを伝えている		
			a	自らの信念・良心に基づいた一貫した言動を維持し、周囲にも自分の考えを伝えている		
			b	自らの信念・良心に基づいた、一貫した言動を維持している		
			c	信念・良心に基づいた考えをもっている		
			d	c評価に至らない		
B 正確な自己評価	自分の強み、弱み、限界を正しく評価し、自覚して、適切に行動する	①強みを自覚する ②弱みを自覚する ③限界を自覚する ④適切な行動をとる	s	（設定なし）		
			a	自分の強み・弱み・限界を正しく自覚し、適切に行動できる		
			b	自分の強み・弱み・限界を自覚し、行動している		
			c	指摘を受けることで、自分の強み・弱み・限界を自覚している		
			d	c評価に至らない		
C 感情の自己認識	自己の感情を認識し、その感情が仕事に与える影響について認識し、適切に行動する	①自己の感情を自覚する ②感情が仕事へどう影響するかを自覚する ③感情が仕事へ及ぼす影響を自覚したうえで適切な行動をとる	s	（設定なし）		
			a	自分の感情を素直に認めることができ、現在の感情が仕事にどのような影響を与えているかを理解したうえで、適切な行動がとれる		
			b	自分の感情を素直に認めることができ、現在の感情が仕事にどのような影響を与えているかを理解できている		
			c	指摘を受けることで、自己の感情と、それが仕事に与える影響を認識している		
			d	c評価に至らない		
D セルフ・コントロール	ストレス状況においても感情的にならず、ネガティブな反応を回避し、対応する	①ストレス耐性を身につける ②感情のコントロールを行う ③簡単に怒りを表出しない ④プラス思考で考え、行動する	s	感情的になった相手の冷静さを取り戻し、建設的にかかわっている		
			a	強いストレスを感じるような場面であっても、感情をコントロールして対応し、前向きに議論を行っている		
			b	怒りや不満などを感じても、感情をコントロールし、議論や対応をしている		
			c	状況によっては感情を抑えた対応ができないことがある		
			d	c評価に至らない		
E 内省力	自分の考えや行動などを深く省みて、次の行動の改善につなげる	①自分の行動を振り返る ②他者の意見を受け止める ③他者に意見を求め議論する ④省みることで自己の行動特性を知る ⑤失敗を認める ⑥自己の傾向を多覚的に分析し、行動変容につなげる	s	常に幅広く他者に意見を求め、議論をとおして他者の意見を真摯に受け止め、多角的に自己を振り返り、自己の傾向を分析し、行動変容につなげている		
			a	他者に意見を求め、議論をとおして他者の意見を真摯に受け止め、自己を振り返り、行動変容につなげている		
			b	他者の意見を真摯に受け止め、自己を振り返り、行動変容につなげている		
			c	指摘を受けることで自らの行動を振り返る		
			d	c評価に至らない		
F 自己研鑽・学習力	あらゆる機会や経験から学び続ける。またその姿勢を部下にも示し、行動する	①自らが院内外の学習機会（経験を含む）を活用する ②他者の行動から学ぶ ③学んだ知識・経験を実践に活かす ④学び続ける姿勢を部下に示す	s	様々な学習機会を活用し、自らが得た知識を部下と共に部署運営に活用している		
			a	様々な学習機会を活用し、学んだ知識を部署運営に活用している		
			b	様々な学習機会を活用し、新しい知識を学んでいる		
			c	自分の関心のある領域においては、学習機会を活用し、新しい知識を学んでいる		
			d	c評価に至らない		

[領域2] 思考力（ビジョンを描く力）

コンピテンシー	定義	構成要素	評価	内容	中間評価 上段：自己評価 中段：一次評価 下段：二次評価	最終評価 上段：自己評価 中段：一次評価 下段：二次評価
A 専門性の発揮	職務に関する専門的な知識や技術を高め、深化し、活用する	①専門的知識や技術を獲得する ②専門的知識や技術を掘り下げる ③専門的知識や技術を活用する	s	配属部署や関連領域の看護に関する専門的な知識を身につけており、それを部下、他部署への指導や病院内での活動に活かしている		
			a	職務遂行に必要となる専門的な知識を身につけており、それに基づいた管理を行っている		
			b	職務遂行に必要となる専門的な知識を学びながら管理を行っている		
		※看護管理者として一般的に必要とされる知識や技術を含まない	c	これまでの知識や経験に頼って管理を行っている		
			d	c評価に至らない		
B 情報志向	職務の遂行に必要な情報・データを、早く正確に、かつ幅広く収集する	①自主的な情報・データを収集する ②情報源を拡大する ③情報・データ収集の工夫を行う	s	必要な情報やデータの収集ができる仕組みをつくり、それに基づき速やかに情報収集している		
			a	必要な情報があれば、新たな関係を構築し速やかに情報収集している		
			b	必要な情報があれば、他部門から速やかに情報収集している		
			c	必要な情報があれば、情報収集を試みている		
			d	c評価に至らない		
C 分析的思考（問題解決思考）	詳細に状況を比較・検討・分析し現状を把握し、有効な対策を立てる	①状況を処理可能なレベルに分解する ②情報の整理・分析をする ③問題点の抽出をする ④有効な対策を立てる	s	情報やデータを分析し、今後、影響が及ぶような状況や環境の変化をとらえ、有効な対策を立てている		
			a	情報やデータを分析し、その意味や背景を捉え、有効な対策を立てている		
			b	情報やデータを整理し、今、何が起きているかを考え、当面の対策を立てている		
		※対策につながるようなていねいな分析を行う ※問題の本質が解るような分析を行う	c	収集した情報やデータをもとに、当面の対策を立てている		
			d	c評価に至らない		
D 概念化（課題設定力）	物事や出来事のつながり、隠れたパターンを認識して見抜き、状況を統合的に理解し、課題を設定する	①常に、世の中や社会の動きに関心をもち、広い視野をもつ ②自分の領域や課題、問題の参考となる出来事や事象を捉える ③状況を多角的、経時的に把握し、全体を構造的に捉える ④病院運営や部署運営について課題を設定する	s	業務や専門性に関係のない領域からでも、自分の領域との間に共通性や関係性を見出し、課題を設定している		
			a	自部署内外で起きていることについて、過去の経験や他部署の状況、一般の理論などから類似性を見出し、課題を設定している		
			b	自部署で起きていることについて、過去の経験や他部署の状況、一般常識との共通性や関係性を見出し、課題を設定している		
			c	自部署で起きていることについて、過去の経験や他部署の状況、一般常識との共通性や関係性を見出している		
			d	c評価に至らない		

[領域3] 企画実行力（企画し実行する力）

コンピテンシー	定義	構成要素	評価	内容	中間評価　上段：自己評価　中段：一次評価　下段：二次評価	最終評価　上段：自己評価　中段：一次評価　下段：二次評価
A 達成志向	ビジョンを達成するという強い意思をもって高い目標を設定し、その達成のために力を注ぐ	①ビジョンを達成する決意をもつ ②自ら高い目標を立てる ③あきらめず計画を変更しながら取り組む	s	自ら描いたビジョンの達成に向けて、自ら高い目標を設定し、あきらめず、計画を変更しながら取り組んでいる		
			a	看護部目標に照らして自部署の目標を高く設定し、あきらめず、計画を変更しながら取り組んでいる		
			b	看護部目標に照らして自部署の目標を設定し、進捗状況に応じて計画を変更しながら取り組んでいる		
			c	看護部目標に照らして自部署の目標を設定し、中期・期末に評価し、計画を修正している		
			d	c評価に至らない		
B 顧客志向	患者・家族、スタッフ、院内職員、他施設、その他内外の顧客のニーズを発見・理解し、それに応えようと努力する	①あらゆる関係者を顧客として認識する ②内外の顧客に関心をもち、ニーズを発見・理解しようとする ③ニーズを満たすために行動する	s	内外の顧客のニーズがどのように変わってきているのかを敏感に感じ取り、新しいサービス内容や手法を考え出し、それを実現している		
			a	内外の顧客がより高い満足を得る方法を考え、方策を実現している		
			b	内外の顧客のサインからニーズを発見し、対策を考え、実現している		
			c	要望・苦情を受けて、対策を考え、実現している		
			d	c評価に至らない		
C 改革力	先取的に課題や問題を捉え、解決の方法を企画し、人や組織を巻き込みながら柔軟に実行する	①要求されていないこと、顕在化していないこと、まだ起きていないことでも、機会や問題を先取りして捉える ②解決のための方法を企画し、人や組織を巻き込んで実行する ③状況に合せて臨機応変に効果的な方法や行動を選択する	s	未来を見据えて、顕在化していない機会や問題を捉え、自ら解決の方法を企画し、臨機応変に人や組織を巻き込みながら実行している		
			a	要求されていないことでも顕在化しつつある機会や問題に対して、自ら解決の方法を企画し、人や組織を巻き込みながら実行している		
			b	顕在化した機会や問題に対して、解決の方法を企画し、人や組織を巻き込みながら実行している		
			c	顕在化した機会や問題に対して、当面の対策を立て、周知し実行している		
			d	c評価に至らない		
D 質保証	部署で提供されている サービス・業務の質が均一で一定の水準に保たれるようプロセスを見直し、モニタリングを継続している	①サービス・業務の質のモニタリングを継続する ②サービスや業務のプロセスを分析する ③質を一定の水準に保つための手順やシステムを導入し定着させる	s	部署のサービス・業務の質が一定の水準に保たれるよう、プロセスを分析して新しい手順やシステムを導入し定着させると同時に、質のモニタリングを継続する仕組みも構築している		
			a	部署のサービス・業務の質が一定の水準に保たれるよう、プロセスを分析して新しい手順やシステムを導入し、定期的に質をモニタリングしている		
			b	院内で導入された新しい手順やシステムを周知徹底し、時折、質をモニタリングしている		
			c	定められた機会に手順やシステムを確認し、指導している		
			d	c評価に至らない		
E コンプライアンス	法令や就業規則、各種ガイドラインや社会規範と照らし合わせ、どんな場面でも社会的信用を守る公正で適切な行動を選択する	①関連法規の概要・就業規則・ガイドラインを理解して行動する ②社会的信用の重要性を認識して、社会規範や倫理と照らして行動する ③自ら、あるいは組織が不利益を生じるかもしれない難しい場面でも、公正で適切な行動を選択する ④周囲の関係者に対して同じように判断し行動するようはたらきかける	s	日頃から関連法規や就業規則、ガイドラインなどを理解して行動し、自ら、あるいは組織に不利益を生じるかもしれない場面でも、社会的信用を重視して社会規範と照らし合わせて公正で適切な行動を選択できるよう、周囲の関係者にはたらきかけている		
			a	日頃から関連法規や就業規則、ガイドラインなどを理解して行動し、自ら、あるいは組織に不利益を生じるかもしれない場面でも、社会的信用を重視して社会規範と照らし合わせて公正で適切な行動を選択している		
			b	日頃から関連法規の概要・就業規則、ガイドラインなどを理解して行動している		
			c	必要時には関連法規・就業規則・ガイドラインなどを参照して行動している		
			d	c評価に至らない		

[領域4] 影響力（人を巻き込む力）

コンピテンシー	定　義	構成要素	評価	内　容	中間評価 上段：自己評価 中段：一次評価 下段：二次評価	最終評価 上段：自己評価 中段：一次評価 下段：二次評価
A 対人感受性	相手の気持ち、感情を察知して的確に理解し、配慮できる	①他者の感情を察知する ②他者の気持ちや状況を理解する ③他者に共感する	s	常に相手の気持ちや変化を敏感に察知して声をかけ、相手に負担をかけずに共感することができる		
			a	常に相手の気持ちや変化を気にかけ、気になる場合は必ず声をかけ、背景を確かめ共感している		
			b	相手の気持ちや変化が気になった場合は、必ず声をかけ、背景を確かめ共感している		
			c	相手が伝えようとしているときは、背景も含めて理解しようとしている		
			d	c評価に至らない		
B 対人影響力	自分の考え、立場や目標を表明することができ、相手に説得したり納得させたりして、自部署の目標達成に必要な関係者のサポートを得る	①相手の特性を見抜く ②特性に合わせた説明をし、共感を得る ③相手に説得・交渉を行う ④相手のサポートを引き出す	s	相手の特性に合わせた方法で日頃からかかわり、相手からの自主的なサポートを得ている		
			a	相手の特性に合わせた説得や交渉を行い、サポートを得ている		
			b	相手の特性に合わせ、どのように伝えると効果的かを考えて説得や交渉を行い、部分的にではあるがサポートを得ている		
			c	相手の特性に合わせ、説得・交渉を行い、共感を得ている		
			d	c評価に至らない		
C ネットワーク構築力（関係構築力）	目標達成に役立つ、友好的関係やネットワークを構築し維持する	①良い人間関係を形成する ②良好なコミュニケーションを保つ	s	院内外を問わず、自身の人脈につながる友好関係を積極的に築き、維持している		
			a	関係部署と自由に連絡相談できる親しい関係をつくり上げ、維持している		
			b	関係部署と良好なコミュニケーションがとれ、友好関係を維持している		
			c	関係部署と必要時コミュニケーションをとっている		
			d	c評価に至らない		
D 組織感覚力	公式・非公式の力関係や風土を見抜き、効果的に活用する	①力関係を理解する ②影響力の強い人を見抜く ③風土を理解する ④効果的に活用する	s	公式・非公式の力関係や文化や風土などを正確に見抜き、効果的な方法を考え、実行している		
			a	公式・非公式な力関係や影響力の強い人を見抜き、効果的な方法を考え、実行している		
			b	公式な力関係を理解しながら、依頼や報告を行っている		
			c	公式な関係を理解してはいるが、依頼や報告が適切に行われないことがある		
			d	c評価に至らない		

[領域 5] チーム運営力（チームをまとめ動かす力）

看護師長用

コンピテンシー	定 義	構成要素	評価	内 容	中間評価 上段：自己評価 中段：一次評価 下段：二次評価	最終評価 上段：自己評価 中段：一次評価 下段：二次評価
A 組織へのコミットメント	自部署の利益よりも、病院全体の利益を考えて、物事を進める	①自分の組織に帰属意識をもつ ②病院の利益を考える ③部署全体で貢献する	s	（設定なし）		
			a	自部署より病院全体の利益を考えられるよう、部署内外にはたらきかけている		
			b	自部署より病院全体の利益を考えられるよう、部署内にはたらきかけている		
			c	病院全体の利益を考えているが、部署内へのはたらきかけが弱い		
			d	c評価に至らない		
B リーダーシップ	病院全体の方針に沿って部署の方針、戦略、ビジョンを示し、その方向に組織を動機づけ、動かす	①病院の方針に沿って部署のビジョン・方針を設定する ②方針を浸透させる ③部下を動機づける ④チームを統率する	s	病院全体の方針に沿って、関連部署に影響を与えるような方針を自ら打ち出し、部下や関連部署を意図する方向にまとめ動かしている		
			a	病院の方針に沿って部署の方針を打ち出し、援助や動機づけを行いながら、部下をまとめ動かしている		
			b	病院の方針に沿って部署の方針を打ち出し、部下を動かしている		
			c	部下全員に対して、病院の方針などをその理由や背景を含め、伝えている		
			d	c評価に至らない		
C 指導・強制力	倫理的に、または社会人として守るべき事柄に対し、職位の責任のもとに部下へ要求・指導をし、状況を好転させる	①守るべき基準を伝える ②継続的に観察する ③職位を活用して、効果的に注意、指導する ④改善されたかを確認する	s	直接、指導・監督しなくても、部下が守るべき基準を理解し、守る風土を組織のなかでつくり上げている		
			a	守るべき基準を明確に伝え、その基準を満たすように日頃から指導し、状況確認を続けている		
			b	守るべき基準を明確に伝え、問題が起きたり、基準からずれてきたような場合にはそれを注意し、改善させるように指導を続けている		
			c	問題が起きたり、守るべき基準からずれてきたような場合の注意・指導が不十分なことがある		
			d	c評価に至らない		
D 育成力	部下の目標や能力を理解し、段階的な学習の機会を提供しながら効果的にかかわる	①部下の成長や変化に関心を寄せる ②部下の目標や個別性を理解する ③到達したい看護師像を共有する ④短期的・長期的な教育場面を設定する ⑤効果的なフィードバックをする	s	長期的に部下がどのような能力を身につければよいのかについて明確な到達イメージとキャリアパスを共有し、それに従った計画的な育成を行っている		
			a	部下がどのような能力を身につければよいか明確な到達イメージを共有し、段階的な学習の機会を提供しながら効果的にかかわり、フィードバックし育成している		
			b	部下に関心を寄せ随時学習の機会を提供しながら、効果的にかかわり、フィードバックする		
			c	部下に関心を寄せ随時学習の機会を提供している		
			d	c評価に至らない		
E チームワーク	部下が目標達成に向けて相互理解をし、協調的な行動がとれるようかかわる	①部下の個別性を把握する ②部下に各自の特性・目標達成に向けた役割を理解させる ③他者の特性・目標達成に向けた役割を理解させるように部下にかかわる ④各自の特性を活かしつつ、協力させる ⑤人的環境を整える	s	部下の個別性を把握して、各自の特性を活かしつつ、相互理解のうえでそれぞれがチーム内で役割を果たせるような環境を整え、目標達成に向けて協調的な行動がとれるようかかわっている		
			a	部下の個別性を把握して、チーム内で役割が果たせるような環境を整え、目標達成に向けて協調的な行動がとれるようかかわっている		
			b	部下がチーム内で役割を果たせるような環境を整え、目標達成に向けて協調的な行動がとれるようにかかわっている		
			c	部下がチーム内で役割を果たせるような環境調整が不十分である		
			d	c評価に至らない		
F トラブル対応	トラブル内容を認識し、双方の気持ちや見解を聞き、合意形成を図る	①双方の意見を聞く ②見解の相違を理解する ③全員が是認できる合意点を見出す ④トラブルの内容により、適切な部門と連携する	s	双方の気持ちや見解を聞き、必要時、他部署と連携し合意形成を図り、より良好な関係を築き上げ、同様のトラブルが起きないよう対処している		
			a	双方の気持ちや見解を聞き、必要時、他部署と連携し、合意形成を図り、良好な関係を築けるようにかかわっている		
			b	トラブル内容を認識して双方の気持ちや見解を聞き、合意形成を図る		
			c	トラブル内容を確認して双方の気持ちや見解を聞き、合意形成を図るまでにはいかないが、その場を収められる		
			d	c評価に至らない		

巻末付録② コンピテンシー評価表
副看護師長用（対象：副看護師長、主任）

評価期間	平成　年4月1日～平成　年3月31日
期首面接	平成　年　月　日
中間評価	平成　年　月　日
最終評価	平成　年　月　日

部署名	
氏　名	
一次評価者	
二次評価者	

［領域1］個人の特性（管理者として備えるべき特性）

コンピテンシー	定義	構成要素	評価	内容	中間評価 上段：自己評価 中段：一次評価 下段：二次評価	最終評価 上段：自己評価 中段：一次評価 下段：二次評価
A 信念の維持	看護観・倫理観に裏づけられた信念・良心に基づき、一貫した言動をとる	①看護観・倫理観に基づいた信念・良心をもつ ②信念・良心に基づいて行動する ③柔軟に対応しながらも一貫した言動をとる	s	状況に合わせ、柔軟に対応しつつも、自らの信念・良心に基づいた一貫した言動を維持し、周囲にも自分の考えを伝えている		
			a	自らの信念・良心に基づいた一貫した言動を維持し、周囲にも自分の考えを伝えている		
			b	自らの信念・良心に基づいた、一貫した言動を維持している		
			c	信念・良心に基づいた考えをもっている		
			d	c評価に至らない		
B 正確な自己評価	自分の強み、弱み、限界を正しく評価し、自覚して、適切に行動する	①強みを自覚する ②弱みを自覚する ③限界を自覚する ④適切な行動をとる	s	（設定なし）		
			a	自分の強み・弱み・限界を正しく自覚し、適切に行動できる		
			b	自分の強み・弱み・限界を自覚し、行動している		
			c	指摘を受けることで、自分の強み・弱み・限界を自覚している		
			d	c評価に至らない		
C 感情の自己認識	自己の感情を認識し、その感情が仕事に与える影響について認識し、適切に行動する	①自己の感情を自覚する ②感情が仕事へどう影響するかを自覚する ③感情が仕事へ及ぼす影響を自覚したうえで適切な行動をとる	s	（設定なし）		
			a	自分の感情を素直に認めることができ、現在の感情が仕事にどのような影響を与えているかを理解したうえで、適切な行動がとれる		
			b	自分の感情を素直に認めることができ、現在の感情が仕事にどのような影響を与えているかを理解できている		
			c	指摘を受けることで、自己の感情と、それが仕事に与える影響を認識している		
			d	c評価に至らない		
D セルフ・コントロール	ストレス状況においても感情的にならず、ネガティブな反応を回避し、対応する	①ストレス耐性を身につける ②感情のコントロールを行う ③簡単に怒りを表出しない ④プラス思考で考え、行動する	s	感情的になった相手の冷静さを取り戻し、建設的にかかわっている		
			a	強いストレスを感じるような場面であっても、感情をコントロールして対応し、前向きに議論を行っている		
			b	怒りや不満などを感じても、感情をコントロールし、議論や対応をしている		
			c	状況によっては感情を抑えた対応ができないことがある		
			d	c評価に至らない		
E 内省力	自分の考えや行動などを深く省みて、次の行動の改善につなげる	①自分の行動を振り返る ②他者の意見を受け止める ③他者に意見を求め議論する ④省みることで自己の行動特性を知る ⑤失敗を認める ⑥自己の傾向を多覚的に分析し、行動変容につなげる	s	常に幅広く他者に意見を求め、議論をとおして、他者の意見を真摯に受け止め、多角的に振り返り、自己の傾向を分析し、行動変容につなげている		
			a	他者に意見を求め、議論をとおして他者の意見を真摯に受け止め、自己を振り返り、行動変容につなげている		
			b	他者の意見を真摯に受け止め、自己を振り返り、行動変容につなげている		
			c	指摘を受けることで自らの行動を振り返る		
			d	c評価に至らない		
F 自己研鑽・学習力	あらゆる機会や経験から学び続ける。またその姿勢を部下にも示し、行動する	①自らが院内外の学習機会（経験を含む）を活用する ②他者の行動から学ぶ ③学んだ知識・経験を実践に活かす ④学び続ける姿勢を部下に示す	s	様々な学習機会を活用し、自らが得た知識を部下と共に部署運営に活用している		
			a	様々な学習機会を活用し、学んだ知識を部署運営に活用している		
			b	様々な学習機会を活用し、新しい知識を学んでいる		
			c	自分の関心のある領域においては、学習機会を活用し、新しい知識を学んでいる		
			d	c評価に至らない		

副看護師長用

[領域2] 思考力（ビジョンを描く力）

コンピテンシー	定義	構成要素	評価	内容	中間評価 上段：自己評価 中段：一次評価 下段：二次評価	最終評価 上段：自己評価 中段：一次評価 下段：二次評価
A 専門性の発揮	職務に関する専門的な知識や技術を高め、深化し、活用する	①専門的知識や技術を獲得する ②専門的知識や技術を掘り下げる ③専門的知識や技術を活用する	s	配属部署や関連領域の看護に関する専門的な知識を身につけており、それを他部署への指導や病院内での活動に活かしている		
			a	配属部署の看護に関する専門的な知識を身につけており、それを看護を提供する仕組みの提案などに活かしている		
			b	配属部署の看護に関する専門的な知識を身につけており、それを部下への指導に活かしている		
	※看護管理者として一般的に必要とされる知識や技術を含まない		c	配属部署の看護に関する専門的な知識を身につけており、自身で実践できている		
			d	c評価に至らない		
B 情報志向	職務の遂行に必要な情報・データを、早く正確に、かつ幅広く収集する	①自主的な情報・データを収集する ②情報源を拡大する ③情報・データ収集の工夫を行う	s	必要な情報があれば、新たな関係を構築し速やかに情報収集している		
			a	必要な情報があれば、他部門から速やかに情報収集している		
			b	必要な情報があれば、他部門からの情報収集を試みている		
			c	部署内で得られる情報を収集している		
			d	c評価に至らない		
C 分析的思考 (問題解決思考)	詳細に状況を比較・検討・分析して現状を把握し、有効な対策を立てる	①状況を処理可能なレベルに分解する ②情報の整理・分析をする ③問題点の抽出をする ④有効な対策を立てる	s	情報やデータを分析し、今後、影響が及ぶような状況や環境の変化をとらえ、有効な対策を立てている		
			a	情報やデータを分析し、その意味や背景を捉え、有効な対策を立てている		
			b	情報やデータを整理し、今、何が起きているかを考え、当面の対策を立てている		
	※対策につながるようなていねいな分析を行う ※問題の本質が解るような分析を行う		c	収集した情報やデータをもとに、当面の対策を立てている		
			d	c評価に至らない		
D 概念化 (課題設定力)	物事や出来事のつながり、隠れたパターンを認識して見抜き、状況を統合的に理解し、課題を設定する	①常に、世の中や社会の動きに関心をもち、広い視野をもつ ②自分の領域や課題、問題の参考となる出来事や事象を捉える ③状況を多角的、経時的に把握し、全体を構造的に捉える ④病院運営や部署運営について課題を設定する	s	業務や専門性に関係のない領域からでも、自分の領域との間に共通性や関係性を見出し、課題を設定している		
			a	自部署で起きていることについて、過去の経験や他部署の状況、一般の理論などから類似性を見出し、課題を設定している		
			b	自部署で起きていることについて、過去の経験や一般常識との共通性や関係性を見出し、課題を設定している		
			c	自部署で起きていることについて、過去の経験や一般常識との共通性や関係性を見出している		
			d	c評価に至らない		

[領域3] 企画実行力（企画し実行する力）

コンピテンシー	定義	構成要素	評価	内容	中間評価 上段：自己評価 中段：一次評価 下段：二次評価	最終評価 上段：自己評価 中段：一次評価 下段：二次評価
A 達成志向	上司と共有したビジョンを達成するという強い意思をもって、上司とともに高い目標を設定し、その達成のために力を注ぐ	①上司と共有したビジョンを達成する決意をもつ ②自ら高い目標を立てる ③あきらめず計画を変更しながら取り組む	s	上司と共有したビジョンの達成に向けて、上司とともに高い目標を設定し、あきらめず、計画を変更しながら取り組んでいる		
			a	上司とともに、看護部目標に照らして自部署の目標を高く設定し、あきらめず、計画を変更しながら取り組んでいる		
			b	上司とともに、看護部目標に照らして自部署の目標を設定し、計画を変更しながら取り組んでいる		
			c	上司とともに、看護部目標に照らして自部署の目標を設定し、中期・期末に評価し、計画を修正している		
			d	c評価に至らない		
B 顧客志向	患者・家族、スタッフ、院内職員、他施設、その他内外の顧客のニーズを発見・理解し、それに応えようと努力する	①あらゆる関係者を顧客として認識する ②内外の顧客に関心をもち、ニーズを発見・理解しようとする ③ニーズを満たすために行動する	s	内外の顧客のニーズがどのように変わってきているのかを敏感に感じ取り、新しいサービス内容や手法を考え出し、上司とともに、それを実現している		
			a	内外の顧客がより高い満足を得る方法を考え、上司とともに方策を実現している		
			b	内外の顧客のサインからニーズを発見し、対策を考え、上司とともに実現している		
			c	要望・苦情を受けて、対策を考え、上司とともに実現している		
			d	c評価に至らない		
C 改革力	先取的に課題や問題を捉え、解決の方法を企画し、上司に提案し、人や組織を巻き込みながら実行する	①要求されていないこと、顕在化していないこと、まだ起きていないことでも、機会や問題を先取りして捉える ②解決のための方法を企画し、上司に提案し、人や組織を巻き込んで実行する ③状況に合せて効果的な方法や行動を選択する	s	未来を見据えて、顕在化していない機会や問題を捉え、自ら解決の方法を企画し、上司に提案し、人や組織を巻き込みながら実行している		
			a	要求されていないことでも顕在化しつつある機会や問題に対して、自ら解決の方法を企画し、上司に提案し、人や組織を巻き込みながら実行している		
			b	顕在化した機会や問題に対して、解決の方法を企画し、上司に提案し、人や組織を巻き込みながら実行している		
			c	顕在化した機会や問題に対して、当面の対策を立て、上司に提案し、周知し実行している		
			d	c評価に至らない		
D 質保証	部署で提供されているサービス・業務の質が均一で一定の水準に保たれるようプロセスを見直し、モニタリングを継続している	①サービス・業務の質のモニタリングを継続する ②サービスや業務のプロセスを分析する ③質を一定の水準に保つための手順やシステムを導入し定着させる	s	部署のサービス・業務の質が一定の水準に保たれるよう、プロセスを分析して新しい手順やシステムを導入し定着させると同時に、質のモニタリングを継続する仕組みも構築している		
			a	部署のサービス・業務の質が一定の水準に保たれるよう、プロセスを分析して新しい手順やシステムを導入し、定期的に質をモニタリングしている		
			b	院内で導入された新しい手順やシステムを周知徹底し、時折、質をモニタリングしている		
			c	定められた機会に手順やシステムを確認し、指導している		
			d	c評価に至らない		
E コンプライアンス	法令や就業規則、各種ガイドラインや社会規範と照らし合わせ、どんな場面でも社会的信用を守る公正で適切な行動を選択する	①関連法規の概要・就業規則・ガイドラインを理解して行動する ②社会的信用の重要性を認識して、社会規範や倫理と照らして行動する ③自ら、あるいは組織が不利益を生じるかもしれない難しい場面でも、公正で適切な行動を選択する ④周囲の関係者に対して同じように判断し行動するようはたらきかける	s	日頃から関連法規や就業規則、ガイドラインなどを理解して行動し、自ら、あるいは組織に不利益を生じるかもしれない場面でも、社会的信用を重視して社会規範と照らし合わせて公正で適切な行動を選択できるよう、周囲の関係者にはたらきかけている		
			a	日頃から関連法規や就業規則、ガイドラインなどを理解して行動し、自ら、あるいは組織に不利益を生じるかもしれない場面でも、社会的信用を重視して社会規範と照らし合わせて公正で適切な行動を選択している		
			b	日頃から関連法規の概要・就業規則・ガイドラインなどを理解して行動している		
			c	必要時には関連法規・就業規則・ガイドラインなどを参照して行動している		
			d	c評価に至らない		

副看護師長用

[領域4] 影響力（人を巻き込む力）

コンピテンシー	定 義	構成要素	評価	内 容	中間評価 上段：自己評価 中段：一次評価 下段：二次評価	最終評価 上段：自己評価 中段：一次評価 下段：二次評価
A 対人感受性	相手の気持ち、感情を察知して的確に理解し、配慮できる	①他者の感情を察知する ②他者の気持ちや状況を理解する ③他者に共感する	s	常に相手の気持ちや変化を敏感に察知して声をかけ、相手に負担をかけずに共感することができる		
			a	常に相手の気持ちや変化を気にかけ、気になる場合は必ず声をかけ、背景を確かめ共感している		
			b	相手の気持ちや変化が気になった場合は、必ず声をかけ、背景を確かめ共感している		
			c	相手が伝えようとしているときは、背景も含めて理解しようとしている		
			d	c評価に至らない		
B 対人影響力	自分の考え、立場や目標を表明することができ、相手を説得したり納得させたりして、自部署の目標達成に必要な関係者のサポートを得る	①相手の特性を見抜く ②特性に合わせた説明をし、共感を得る ③相手に説得・交渉を行う ④相手のサポートを引き出す	s	相手の特性に合わせた方法で日頃からかかわり、相手からの自主的なサポートを得ている		
			a	相手の特性に合わせた説得や交渉を行い、サポートを得ている		
			b	相手の特性に合わせ、どのように伝えると効果的かを考えて説得や交渉を行い、部分的にではあるがサポートを得ている		
			c	相手の特性に合わせ、説得・交渉を行い、共感を得ている		
			d	c評価に至らない		
C ネットワーク構築力 (関係構築力)	目標達成に役立つ、友好的関係やネットワークを構築し維持する	①良い人間関係を形成する ②良好なコミュニケーションを保つ	s	院内外を問わず、自身の人脈につながる友好関係を積極的に築き、維持している		
			a	関係部署と自由に連絡相談できる親しい関係をつくり上げ、維持している		
			b	関係部署と良好なコミュニケーションがとれ、友好関係を維持している		
			c	関係部署と必要時コミュニケーションをとっている		
			d	c評価に至らない		
D 組織感覚力	公式・非公式の力関係や風土を見抜き、効果的に活用する	①力関係を理解する ②影響力の強い人を見抜く ③風土を理解する ④効果的に活用する	s	公式・非公式の力関係や文化や風土などを正確に見抜き、効果的な方法を考え、実行している		
			a	公式・非公式な力関係や影響力の強い人を見抜き、効果的な方法を考え、実行している		
			b	公式な力関係を理解しながら、依頼や報告を行っている		
			c	公式な関係を理解してはいるが、依頼や報告が適切に行われないことがある		
			d	c評価に至らない		

[領域5] チーム運営力（チームをまとめ動かす力）

コンピテンシー	定義	構成要素	評価	内容	中間評価 上段：自己評価 / 中段：一次評価 / 下段：二次評価	最終評価 上段：自己評価 / 中段：一次評価 / 下段：二次評価
A 組織へのコミットメント	自部署の利益よりも、病院全体の利益を考えて、物事を進める	①自分の組織に帰属意識をもつ ②病院の利益を考える ③部署全体で貢献する	s	上司とともに、自部署よりも病院全体の利益を考えられるよう、部署内外にはたらきかけている		
			a	上司とともに、自部署よりも病院全体の利益を考えられるよう、部署内に十分にはたらきかけている		
			b	上司とともに、自部署よりも病院全体の利益を考えられるよう、部署内にはたらきかけている		
			c	病院全体の利益を考えているが、部署内へのはたらきかけが弱い		
			d	c評価に至らない		
B リーダーシップ	病院全体の方針に沿って、上司とともに、部署の方針、戦略、ビジョンを示し、その方向に部署を動機づけ、動かす	①病院・部署のビジョン・方針を理解する ②部署のビジョン・方針を上司に提案する ③方針を浸透させる ④部下を動機づける ⑤チームを統率する	s	病院や上司の方針を理解し、自分の考えや意志を上司に提案でき、上司とともに部下に伝達し、動機づけをし動かしている。		
			a	病院や上司の方針を理解し、部署の方針を上司とともに部下に伝達し、動機づけをし動かしている		
			b	病院や上司の方針を理解・納得し、上司とともに部下を動機づけし動かしている		
			c	病院や上司の方針を理解・納得し、上司とともに部下に伝えている		
			d	c評価に至らない		
C 指導・強制力	倫理的に、または社会人として守るべき事柄に対し、職位の責任のもとに部下へ要求・指導をし、状況を好転させる	①守るべき基準を伝える ②継続的に観察する ③職位を活用して、効果的に注意、指導する ④改善されたかを確認する ⑤上司に報告する	s	守るべき基準を明確に伝え、その基準を満たすように日頃から指導し、状況の確認を継続的に行い、上司に報告している		
			a	守るべき基準を明確に伝え、問題が起きたり、その基準からはずれてきたような場合はそれを注意し、改善させるように指導を続け、上司に報告している		
			b	部下に問題が起きたり、守るべき基準からはずれてきたような場合にはそれを注意し、上司に報告している		
			c	部下に問題が起きたり、守るべき基準からはずれてきたような場合の注意指導・上司への報告が不十分なことがある		
			d	c評価に至らない		
D 育成力	部下の目標や能力を理解し、臨床場面において、段階的な学習の機会を提供しながら効果的にかかわる	①部下の成長や変化に関心を寄せる ②部下の目標や個別性を理解する ③到達したい看護師像を共有する ④短期的・長期的な教育場面を設定する ⑤効果的なフィードバックをする	s	部下のキャリアパスを本人を含め上司と共有し、それに従って意図的に教育場面を設定し、段階的な学習の機会を提供しながら、その結果をフィードバックしながら、計画的な育成を行っている		
			a	部下がどのような能力を身につければよいか明確な到達イメージを上司と共有し、段階的な学習の機会を提供しながら効果的にかかわり、フィードバックし育成している		
			b	部下に関心を寄せ随時学習の機会を提供しながら、効果的にかかわり、フィードバックする		
			c	部下に関心を寄せ随時学習の機会を提供している		
			d	c評価に至らない		
E チームワーク	部下が目標達成に向けて相互理解をし、協調的な行動がとれるようかかわる	①部下の個別性を把握する ②部下に各自の特性・目標達成に向けた役割を理解させる ③他者の特性・目標達成に向けた役割を理解させるように部下にかかわる ④各自の特性を活かしつつ、協力させる ⑤人的環境を整える	s	上司とともに、部下の個別性を把握して、各自の特性を活かしつつ、相互理解のうえでそれぞれがチーム内で役割を果たせるような環境を整え、目標達成に向けて協調的な行動がとれるようかかわっている		
			a	上司とともに、部下の個別性を把握して、チーム内で役割が果たせるような環境を整え、目標達成に向けて協調的な行動がとれるようかかわっている		
			b	上司とともに、部下がチーム内で役割が果たせるような環境を整え、目標達成に向けて協調的な行動がとれるようかかわっている		
			c	部下がチーム内で役割が果たせるような環境調整が不十分である。		
			d	c評価に至らない		
F トラブル対応	トラブル内容を認識し、双方の気持ちや見解を聞き、合意形成を図る	①双方の意見を聞く ②見解の相違を理解する ③全員が是認できる合意点を見出す ④上司に報告する	s	双方の気持ちや見解を聞き、合意形成を図るだけでなく、よりよい関係を築けるようなかかわりをし、自分の対応を上司に報告している		
			a	トラブル内容を認識して双方の気持ちや見解を聞き、合意形成を図り、その対応を上司に報告している		
			b	トラブル内容を確認して双方の気持ちや見解を聞き、合意形成を図るまでにはいかないがその場をおさめ、自分の対応を上司に報告している		
			c	トラブル内容を確認して双方の気持ちや見解を聞き、合意形成を図ってみるが、その場をおさめられずに、自分の対応を上司に報告している		
			d	c評価に至らない		

看護管理に活かす**コンピテンシー**
成果につながる「看護管理力」の開発

2014年 8月22日　第1版第 1 刷発行	定価(本体2,700円+税)
2025年 4月 3 日　第1版第13刷発行	

編　集　武村雪絵©　　　　　　　　　　　　　　　　　　　＜検印省略＞

発行者　亀井　淳

発行所　株式会社 メヂカルフレンド社

〒102-0073　東京都千代田区九段北3丁目2番4号
麹町郵便局私書箱第48号　電話(03)3264-6611　振替 00100-0-114708
https://www.medical-friend.jp

2014 Printed in Japan　落丁・乱丁本はお取替えいたします　　　印刷／(株)加藤文明社　製本／(有)井上製本所
ISBN 978-4-8392-1579-8　C3047　　　　　　　　　　　　　　　　　　　　　　　　　　　　　105014-087

●本書に掲載する著作物の著作権の一切〔複製権・上映権・翻訳権・譲渡権・公衆送信権(送信可能化権を含む)など〕は、すべて株式会社メヂカルフレンド社に帰属します。
●本書および掲載する著作物の一部あるいは全部を無断で転載したり、インターネットなどへ掲載したりすることは、株式会社メヂカルフレンド社の上記著作権を侵害することになりますので、行わないようお願いいたします。
●また、本書を無断で複製する行為(コピー、スキャン、デジタルデータ化など)および公衆送信する行為(ホームページの掲載やSNSへの投稿など)も、著作権を侵害する行為となります。
●学校教育上においても、著作権者である弊社の許可なく著作権法第35条(学校その他の教育機関における複製等)で必要と認められる範囲を超えた複製や公衆送信は、著作権法に違反することになりますので、行わないようお願いいたします。
●複写される場合はそのつど事前に弊社(編集部直通 TEL 03-3264-6615)の許諾を得てください。